現代人
飽食のなかの
栄養失調

栄養と和漢薬で心身の病を治す
教育より食育を!

会田クリニック　医学博士
会田秀介

青娥書房

現代人　飽食のなかの栄養失調

―栄養と和漢薬で心身の病を治す　教育より食育を！―

会田クリニック
医学博士　会田　秀介

はじめに

ヒト一人は万巻の書である。ヒトは、太陽と大地から無数の恩恵に浴して生きている。ヒトは両親より受け継ぐ遺質、食を含めた環境から作られる体質、広い意味の教育が導く人格が加わり、この世に唯一の存在となる。老人一人を見るときに、老人の背景を形成している数限りない物語を読み解くことができることに気づくはずだ。

わずか0才の乳児といえども同じである。両親のＤＮＡの遺伝子情報が合流し胎児に流れ込んでいる。胎児は胎盤を通して母親から大量の栄養を受ける。と同時にわずかではあるが有害物質もある。妊娠中のストレス、妊婦の趣好品も大いに関係する。父親から受ける情報は、母親から受けるものに比べれば遙かに少ないのだが、それでも遺伝情報だけでも膨大なものである。乳児を育む母乳とミルク・離乳食がその後の成長に影響を与える環境としてさらに重要である。だから育児に家族みんなで労力を惜しまず、生育環境をよいものにする努力も必要となる。

体と心を形成するのに第一にあげられるのは遺伝と考えられている。遺伝はヒトの設計図である。とはいえ設計図がしっかりしていても、例えば砂や土と脆弱な木で建てられた家はすぐにでも崩壊する。柱や屋根と外壁もしっかりした強靭な素材を使ってはじめて安心して住むことができる家になる。従って設計図にあたる遺伝情報がすべてではない。食べ物を含めた環境の方がより重大である。ヒトの体は１００％食べ物によってできていることを最初に強調したい。

健全な精神はしっかりした肉体が必要条件である。やせ衰えた体からは、豊かで能力あふれる精神活動は望めない。ゆえに、栄養失調と表題に掲げさせていただいた。栄養失調はどこぞの戦乱で苦しむ国の難民が飢餓に陥り、やせ細り、息絶え絶えで、動くにも力なく、むくみ、貧血や下痢で苦しむ状態を想定するだろう。ところが――。

現実の日本は物余りである。むしろ丸々としてふくよかな子供も多い、もちろん痩せている子もいるが、肋が浮き出るほどに痩せ細った子はいない。一見、日本の子供達は栄養に満たされて正常の集団に見える。食物は有り余り、豊富に食べているのだが、しかし栄養失調はないと言い切ることはできない。

消化吸収が悪いため栄養素の吸収ができない子供がいる。子供達の食べ物のかたよりは大きい。糖質が圧倒的に多く、体作りや精神活動に必要なタンパク質や脂質の欠乏が顕著だ。さらにミネラル、ビタミンの摂取も十分とは言えない。有害物質による障害もある。体型が丸々としていて、飽食と同居しているから、外見ではわからないが、栄養失調をきたしているのである。一見健康体と見間違う現代型栄養失調と言えるのではないか。

本書は現代医学の治療が届かない部分へ、とくに食事に注意して、和漢薬（東洋医学または漢方薬とほぼ同じ、筆者は和漢薬と呼んでいる）や栄養サプリメントを補充することにより、小児の心身の障害に対していかに対応すべきかを明らかにし、さらに成人についても同様に述べている。

日頃、精神科医師や児童心理学者が精神疾患患者を診るとき、人間関係や心理的状況、ストレスなどを重点に問診して、診断治療を決めているようであるが、筆者ら栄養療法を行っている者にとっては、栄養の重要性への配慮が十分ではないと感じている。精神科疾患や一般の身体疾患の診断治療について、もっと原因としての栄養の欠乏や、治療に際して栄養の補充の重要性へ、目を向けていただきたいと願っており、本書がその一助になればと切に望んでやまない。

もくじ

第4章　心身の障害をどう治すか……125

第1章　栄養障害をどうとらえるか

子供の皮膚や粘膜は弱くなっている

昨今の赤ちゃんの肌を触ってみるとカサカサしている、粉を吹いたようでもあり、小片が落屑し、かさぶたになっていることもある。皮膚の炎症でかゆさも頂点に達して始終泣いている。皮膚科専門医はアトピー性皮膚炎という。なかなか治療に難渋している。赤ちゃんの肌はすべすべで柔らかく、みずみずしくマシュマロのようであったはずである。どうしてそのようになったのであろうか。皮膚を構成する栄養素が足りなくなっているからである。

駅のホームで、よく見かけることがある。女子高生や若いＯＬが目薬をさしている姿である。涙腺からの涙の分泌が低下しているから乾燥しているのである。涙はほとんど水分であるが、タンパク質としてアルブミンや免疫グロブリンA、リゾチームなどがあり、角結膜へ水分や栄養を与えるだけでなく、紫外線障害を防いだり、細菌を消毒する働きがある。目薬を使っても涙の代用にはならないはずである。若者の涙腺の分泌障害が背景にあり、結膜乾燥症になり、将来の眼病予備群となっているのだ。５０年前には若者の目薬をさしている姿は見なかった。

こんなことも目にする。キオスクで子供がチョコレートをねだって一歩も動かない、母親が声を荒らげ叱るが結局、根負けしてチョコレートを買い与えている。カカオと砂糖のW中毒である。カカオの中の有害ミネラル、ニッケルはアレルギー反応に関係したり、代謝を障害するという報告がある。また砂糖は精神を不安定化する。

甘い物があふれている現代は、子供はいつでも欲しい時に、甘い物を口にしている。50年前にはこれほど多くのアイスクームやジュースが子供の口に入ることはなかった。今昔の食べ物事情の変化が病気を変えてきたのである。半世紀以前の食生活を知り、ヒトに優しい食べ物を探し求めることが健康を維持し、疾病に罹り医療を受け入れなければならない事態を避ける近道と私は考えている。

徳川将軍達の健康

私の趣味は歴史小説を読むことである。そこで歴史から得る教訓から始めてみよう。心身の障害者が多く生まれた不幸な家系がある。徳川将軍家である。

初代——家康　麦飯を主食としていた。八丁味噌、薬草を好んだとされる。健康体と考えてよい。

二代——秀忠　恐妻家として知られている。特に健康上の問題は無かった。

三代――家光　どもり、中風、瘧（おこりと読み、マラリアのように発熱する病気）、眼病、疱瘡、粗暴、気性の荒い性格、虚弱体質、胃病、食が細い、男色癖などあり。うつで自殺をはかったといわれる。弟忠長へ自殺を強要する。人格障害があった。４８才で若死にする。死因は脚気によるといわれている。

四代――家綱　１１才で将軍になる。生来病弱で、脳炎があった、そして知的障害があった。自身で判断できず、左様せい様といわれた。心不全で４０才で死亡。脚気衝心《かっけしょうしん》（脚気による重症の心不全）が原因と考えられている。

五代――綱吉　はしかにより６４才で死亡。犬公方として知られている。

六代――家宣　４８才で将軍になる。インフルエンザで５１才死亡。五男一女をもうけたがすべて幼児期に死亡した。

七代――家継　４才で将軍となる。病弱で８才で死亡した。

八代――吉宗　生母は百姓の娘で、大女であったとされる。健康的な母親から胎児のときに十分な栄養を受けたと思われる。健康体であり、享保の改革で江戸幕府の立て直しをした名君とされる。６８才で死亡した。倹約家で食事は玄米と一汁三菜。玄米食だから名君になりえた！

九代――家重　生来病弱、脳性麻痺、言語障害、酒色にふける。小便公方といわれ糖尿病であった。江戸城から上野寛永寺へ行くのに3カ所便所を設ける。61才尿毒症で死亡。
十代――家治　頭脳明晰、脚気衝心で50才で死亡。
十一代――家斉　妾は40人、子は55人いたといわれる。牛乳バターを好む。精力抜群で膃肭臍《オットセイ》将軍と呼ばれた。将軍在位50年と長く、健康体であった。
十二代――家慶　そうせい様。61才死亡。
十三代――家定　けいれん、かんしゃく、言語不明瞭で醜貌であった。薩摩島津家より入った篤姫の夫。心身異常あり。アメリカ総領事ハリスが不随意運動ありと記述している。脚気衝心であった。
十四代――家茂　性格は優しく、文武両道に励んだ。甘い物好きでスイーツ将軍といわれる。皇女和宮の夫であった。病弱、疱瘡、醜貌であった。虫歯30本、手足のしびれ、脚気衝心で下半身にむくみが出て21才死亡。
十五代――慶喜　豚肉好き、最後まで健康であった。

初代、二代、八代、十一代、十五代の将軍は健康な体と考えるが、7人は重症の疾患を持っていた、そのうち5人まで脚気で死亡している。これが300年日本に君臨した将軍家の健康に関する真実である。

脚気はビタミンB1欠乏症が、現代医学の常識である。大奥にあっては野菜のような生ものも少ない。魚もあったが油抜きした栄養価の落ちたものであった。主食は白米である。江戸初期より白米食が上層階級に広がっていた。白米は胚乳部分のみで、白米を包むぬか部分に食物繊維、ビタミン、ミネラルが多く存在する。ぬか部分こそ人間にとって必要な食べ物である。さらに庶民の手が届かない砂糖は豊富に食卓にのった。将軍達の食事を見ると、栄養失調を起こして当然のメニューだったのだ。

日中の生活は屋内であり、紫外線を浴びることは少なく、ビタミンDの欠乏で骨形成の障害、免疫力の低下も当然起こる。

さらに言語障害、脳性麻痺などは鉛、水銀などの重金属が加わって起こされた障害だと想定される。江戸時代の白粉は粗悪な物で役者、芸者、娼婦の多くが鉛毒で死んだといわれる。白粉は鉛白や米の粉のほか軽粉（水銀白粉）もあった。記録には伊勢の射和《いざわ》で水銀から軽粉が作られていたとされる。白粉により徳川家の大奥にも重金属中毒による代謝障害が蔓延していたと考えてよい。鉛はカルシウムイオンと大きさが似ているため、カルシウムイオンに代わって細胞内に入り込み細胞機能を傷害する。水銀も水俣病のように神経を傷害する。

将軍の奥方は、身分の高い家柄の中から迎えられ、健康状態審査は二の次であった。将軍の後継者は胎内にいる時に生母の栄養状態に左右される。生母の栄養状態は盤石でなかったから、受け取る栄養も不十分であったであろう。おまけに、化粧品内の有害重金属が胎盤を通過して、栄養障害に苦しむ胎児の健康へさらに黒い影を落としていた。将軍家の食卓での白米食、食品の加工による低栄養化、とくに砂糖とり放題の日常。野外活動の欠如。有害物質の蔓延。現代の我々の日常の食生活と環境汚染の危ういあり方と驚くほど酷似している。

明治時代は脚気が国民病

1912年に鈴木梅太郎はビタミンB群第一号のビタミンB1を発見した。脚気はビタミンB1の不足による疾患とされるまで、日本の国民病であった。それでも明治時代、海軍は海軍省医務局長高木兼寛が疫学的に脚気は白米が原因と考えて、麦と白米を混合した食料で船上の脚気発生を抑えることに成功していた。日露戦争に第二軍軍医部長として出征していた森鷗外が指導していた陸軍は、脚気の原因が食事にあるなどとする説を迷信として、脚気の伝染病説を信じていたため、陸軍では白米を相変わらず主食としていた。一説によると陸軍の兵士に脚気の発生が多く、25万人にのぼった。それによる死者は二〇三高地で機関銃で死亡した兵士数より上回ったとされる。二〇三高地を攻める日本兵が、脚気で足下がふらつき酒に酔ったようだったと記録されている。

明治天皇も脚気に悩まされていた。栄養失調は必ずしも生活に困窮している者に限らない。江戸の将軍家や明治天皇のように美味美食を好む豊かな家庭でも起こっていた。江戸明治は権力を握る超上流家庭にこそ栄養失調が起こったということを理解しておく必要がある。このことは栄養を十分取り入れたとしても、過量の砂糖や白米のような食品が入れば、脚気になるということである。

障害を起こす糖質量には個人差があり、同じ量の糖質を摂取しても脚気が発症したり、発症しなかったりする。そのため疾患発症と栄養との関係は実証しづらく、理解を困難にしているのである。明治時代の医学の主流は栄養学を軽んじて、健康を維持するための食べ物を軽視していた。平成令和の医学も同じ過ちをしているのが現状である。

白米は危ない食べ物と考えるべきである。白米を主食としている現代でも、軽症から重症まで多くの脚気患者がいると考えられる。事実、原因不明のむくみを訴えていた患者さんに、利尿剤より副作用が少ないからと総合ビタミンB剤をすすめることがある、2週間後むくみがとれた例が少なからずあった。ビタミンB1欠乏は脚気衝心といって心不全を起こしむくむからである。外来で原因不明のむくみのある患者さんは意外に多い。そのような人はビタミンB1欠乏、つまり脚気が隠れていることがある。

栄養失調の歴史と心身の病

第二次世界大戦のナチス占領下オランダの出来事である。出入港禁止措置により物資が滞り、4か月の間一定の地域の妊婦が飢餓状態になった。その後出生した赤ちゃんは体重が小さい赤ん坊が多く、成長しても精神疾患、心疾患、腎疾患、肥満者が高頻度であったと記録されている。

ルーマニアではチャウシェスク政権崩壊により、経済的混乱と食糧難が起きた。経済危機により育児放棄する親が急増して、多くの孤児が巷にあふれた。海外に養子として引き取られる子供も多かった。イギリスに渡った子供達は4才の時には、6％の子供に常同行動や他者と親密になろうとする欲求の乏しさなどあり、自閉症と区別がつかない状態であった。また、知的障害も認められた。ただし6才になると改善していたとのことである。自閉症の症状や知的障害が栄養面で豊かになるにつれ改善したと考えてもよい。

このような例は栄養失調と精神疾患、発達障害、身体疾患に関わりがあることを示している。心身疾患の発症には環境要因、特に栄養環境が大きな役割を占めていると推断できる。

栄養の偏りがある母親は食物における糖質率が高い傾向がある。そのため高血糖が起こりやすく血糖値が不安定になる。血糖日内変動は高血糖から低血糖へ短時間に変動して、胎児のインシュリン分泌の乱高下を引き起こし、胎児の膵臓に余計な負荷をかけることになる。それが出生後、肥満や糖尿病の素因となるのだろう。つまり母体の糖は高くても低くても、胎児の耐糖能異常を引き起こすのだろう。シーソーのように高く上ってトップになれば、短時間の後に下がってボトムまで落ちるのが血糖値である。糖の取り過ぎは身体障害を引き起こすのである。

糖の高低だけが問題ではない。脂肪、タンパク質、ビタミン、ミネラルの欠乏なども心疾患、肝疾患、副腎疾患、アレルギー疾患、精神疾患を発症させる。

これらの事柄から考えると、母体はすべての栄養が豊富で、さらに糖を摂り過ぎない食べ物が、心身の健康を保つために絶対必要である。現代社会では妊婦の糖摂取量が多く、血糖値を不安定にさせているため、胎児を苦しめている恐れがある。それに加えて出生後の幼児期に、甘い物をふんだんに与える食物環境も、成人病や精神疾患を将来発症させる要因と考えられる。

少子化の原因

日本の夫婦の出生数は1．4人で低迷している。夫婦が理想とする子供の数は2．4人とされている。理想の数字まで現実の出生率が届いていない。2015年時点において1億2700万人を数えた日本の総人口が100年後には5000万人程に減ると推計されている。私は5000万の数字すら無理だろうと疑っている。子供を産みたくても産めない現実がある。

経済的な要因により、結婚、出産に踏み切れない人が多いからと考えられているが、本当だろうか。国内では6組に1組の夫婦が不妊治療を受けている。

1980年から厚生労働省は国民健康栄養調査をしている。2013年には女性の痩せの率は最高の12．3％になっている。痩せは20才代の若い女性に多く、20才代の5人に1人が痩せである。痩せとは肥満指数BMI（ボディ マス インデックス）18．5以下のことである。一日の摂取カロリーは20～40才の女性は50～60才より少なく、70才以上とほぼ同水準といわれる。20～40才の女性に減量志向が強いとされていることに問題がありそうだ。痩せることは骨が細り、筋肉量が減少し、必要なエネルギーの供給が滞ることである。栄養が不足し、胎児へ栄養補給がままならないこととなり、胎児の成長を拒む要因となる。

さらに男性不妊の問題もある。環境ホルモン（内分泌撹乱物質と同じ）の汚染は重大で、環境ホルモンは女性ホルモン様作用があり、それが若い男子の精液中の精子数を減少させている。

ある統計で日本の出生時未熟児率は世界で最も高い数値になっている。医療が進んでかつては当然死産になるケースを、高度医療の進歩のおかげでめでたく出産まで持ち込んだからだと理由付けしているが、本当だろうか。子宮内の胎児は母親の栄養が枯渇してこれ以上母親から栄養がとれなくなると、外界へ出ようとすると聞いたことがある。低栄養から逃れるための早産となれば体重は少なく未熟児となる。母親の低栄養それ自体が未熟児が増えた要因であると私は考えている。日本では30年間で平均出生体重が約200g低下して、2500g未満の低出生体重児が増えている。母体内で低栄養にさらされた出生児は将来、生活習慣病のリスクが高くなることが疫学調査で知られている。そのメカニズムはエピジェネティクス（遺伝子にはスイッチがあって、生活習慣を含む多くの環境要因がスイッチを入れたり切ったりすることで遺伝子の作用を調節すること）が考えられている。低栄養で遺伝子情報の正しい発現が思うようにならないからである。

出産する母親の年齢と出生児の体重は逆相関の傾向がある。現代社会では、家単位の婚姻ではなく、個人の自立により家庭が作られる。若者にとっては自立前の教育期間が長く、経済的な自立は遅くなるのは必然である。その上、女性の自立が当然視されている現状では、家庭をもつのはまだ若いとされる。就職した後、一人前の仕事ができるまで訓練期間を過ごした後の結婚となる。さらに女性のキャリアアップと若い時期の子育てとの両立は周囲の支えが少なければ困難になる。周囲の支えが手厚くないと子づくりは社会的自立のめどがついた後となり、高齢出産する傾向になる。その結果、晩婚出産には低体重児の比率が高くなっている。

低体重児は自閉症スペクトラム、ＡＤＨＤ（注意欠陥多動性障害）や学習障害になるリスクが急速に増大する（出生児体重が１５００ｇ以下の未熟児は１／３が発達障害になる可能性があるといわれている）。また、痩せた女性は魅力的と信じられているが、それゆえカロリー制限を日課にしている女性は多く、隠れ摂食障害の女性が増えている。痩せの女性が妊娠出産すると、低体重児が多いといわれている。

現在は４０才以上の女性の出産はわずかである。３５才から３９才の女性の出産する数も戦前に比べるとかなり少なくなっている。さらに高齢出産では先天的奇形の二分脊椎、心奇形、ファロー四徴症《しちょうしょう》や鎖肛《さこう》などの発生率も増加している。

不妊外来が混んでいて、予約をとろうとしても、診察を受けるまでかなり待たされると聞く。人工授精、体外受精でやっと妊娠して子供を授かったという話も耳にする。通常の夫婦生活で妊娠できないのは何でだろう。男性側の問題として精子の遊走力が低下して、容易に受精出来ないといわれている。女性側の問題として母体の子宮内膜が成熟していないから、受精卵が着床しづらいとの考えがある。子宮粘膜の成熟を阻む要因として、鉄欠乏やその他の栄養素の欠乏がその背景にあり、母体の栄養不足が胎児の生育を阻害していると考えられる。

女性の栄養は足りていない

戦後徐々に若い女性の栄養状態は悪化してきた。厚生労働省の国民健康栄養調査等から見ると女性の栄養についてはカロリー、タンパク質、ビタミンA（ベータカロテン）、ビタミンB1、ビタミンC、鉄などの摂取不足は第二次世界大戦直後の1946年にはあった。その後1970年にかけて経済が豊かになるとともに徐々に摂取栄養が増えていった。

ところが最近は女性の栄養は再び低下して、2012年の栄養事情は1946年と比べれば同等かそれより少ないかである。現代の若い女性が摂取する総カロリーはダイエット指向のため1700calと低い。タンパク質の摂取量はかろうじて推薦量をこえているが、摂取量は年々減ってきている。かつては魚類が多い日本人であったが今は肉食の方が多い。顕著な例ではビタミンB1の摂取量については、1946年には1.8mg／日であったが、2012年では1.2mg／日である、2／3に減っている。ビタミンB1は1mg／日以下の時は脚気になる危険があるという。若い女性は脚気にかかる可能性がある栄養失調症予備軍ということである。鉄についても1946年は摂取量が50mg／日であったが、2012年は摂取量が10mg／日と驚くほど少なくなっている。ビタミンC、ビタミンAも必要量すれすれである。必要量とはこれ以下になると健康が維持できない最低量を示す。

さらにバランスのとれた食事をしている割合が低く、20代では朝食の欠食率が高い。男性では3人に1人、女性では4人に1人が朝食を食べていないとのことである。女性だけでなく男性も成長期や働き盛りの世代で栄養素が足りていない状況である。それに加え、現代の女性は有害な生活習慣である飲酒、喫煙を好む率が高くなり、健康状態の悪化を加速させている。

子供達の体力は低下している

文部科学省が公表した２０１３年実施の「体力・運動能力調査」からわかるのは子供達の筋力の低下である。５０年前の１０才男児と比べ、２０１３年の１０才男児のソフトボール投げの記録が6メートルも少なくなっている。女児も1メートル少ない。握力なども１９８９年をピークに低下している。近年、子供の身長は伸び、体重は増えているが体力、筋力は低下している。

学童の学習ではＨＢの鉛筆がほとんど使われないとのこと。２Ｂの鉛筆が小学生低学年では標準的だといわれている。我々の子供の頃はＨＢが最も標準的な堅さであったが、今の子がＨＢで書いても薄すぎて読めないという。６０年前は鉛筆は高価であった。私はＢの鉛筆は使ったことはなかった、Ｂは柔らかで減りが早く不経済だからだ。今は２Ｂが標準的だという。現代の子供達の筆圧の低下が根底にあるのは確かである。骨筋靭帯などの運動器が弱体化していると考えられる。

子供達の裸眼視力の低下もある。裸眼視力が１．０未満の中学校生は１９８３年度３５．４９％であったが２０１３年度には５２．７９％と増えている。裸眼視力１．０未満の小学校生は１９８３年度１８．１７％であったが、２０１３年度には３０．５

2％と増えている。裸眼視力が0．3未満の中学校生は、1983年度13．36％であったが、2013年度には25．15％と増えている。裸眼視力0．3未満の小学校生は1983年度3．3％であったが、2013年度には8．38％と増えている。わずか30年間で大幅に視力が低下していることがわかる。コンピューターゲームなど目を酷使することが増えているからだといわれている。坪田一男氏は太陽光を浴びることが少なくなったから近視が増えていると報告している。私は視力の低下にも坪田説に加えて栄養の欠乏が関係していると考えている。

英国のMajid Ezzati氏らは、世界における肥満の小児・青年の数が1975年以降の40年間で約10倍に増加したと「Lancet紙」に報告している。さらに小児期の肥満は生涯にわたり健康に悪影響を及ぼすとしている。

私は保育園の園医をしている。保育園のベテラン先生から聴いた話である。「30年前は頭痛を訴える園児はいなかったが、最近、頭痛でお休みする子供が増えている」。後述するが頭痛は栄養欠乏のサインである。検診で園児の舌を見ると淡白色の所見、つまり血《けっ》虚《きょ》を見ることが多くなった。

その保育園の先生の話ではその保育園ではおむつは布おむつを使用しているので、ほぼ3才までにはおむつは外れるとのことであった。それでも1割程度の子は3才でもおむつが外れない。おむつが外れない園児は家庭では紙おむつまかせで、排尿習慣づけする努力が足りないか、発達障害傾向がある園児という。紙おむつより布おむつの方がおむつ離れしやすいようだ。排尿排便の訓練は昔ながらの布おむつが優れていることになる。

またある幼稚園の先生から聴いた話である。園児は3才で入園する。新入園児の3割がおむつをしている。やはり紙おむつをしている子の一部に多動児や発達障害が疑われる子供がいるとのことである。昭和時代は幼稚園入園時におむつをしていた子供はほとんどいなかったといわれる。おむつが外れない一因として保育園や幼稚園の園児に栄養の不足があると私は感じている。

私はベビーブーム世代に属している。今から60年程前、小中の学校へ通っていた頃のことである。都内の公立学校の在校生は1000人を超えていた。月曜の朝の朝礼で校庭に起立整列した。10〜15分間校長や教務主任の話を聞いた後に1週間の学校生活が始まる。この朝礼の時、わずかに2〜3人の生徒だが、毎回同じ痩せていた色白の少女と少年が倒れた。何も知らない私は目をむいて倒れる様に何とかならないものかと気の毒に思った。しかし倒れるのは例外的でわずか2〜3人のみであり、ほとんどの子供達は15分立ったままのお説教に何も起こらなかった。私は太平洋戦争が終わって5年後に生まれている。私より10年先輩までは終戦直後の食べ物が豊かでない時代の子供達ではあるが、心身共に健康的で、栄養失調や自律神経失調症と思われるような子供はほとんど記憶にない。

それから35年して、居住している地元中学校のPTA役員であった私は全校集会に参加した。体育館で生徒は立って整列していた。校長の話も中盤になると、多くの生徒が列を離れていく。校長の話にそっぽを向いて次々と脱落するのである。見たことのない光景に、何が起こっているのかわからず、隣に座る先生に小声で聞いた。気分が悪くなると列を離れるよう指導しているとのこと。起立して15分も立っていられず、ポロポロと前後の生徒がいなくなる状況では、生徒達がじっくり校長の話を聞く余裕すらない。他日、地元小学生の集会に居合わせたとき、学童達は体育座りをしていた。整列して立っていられない子供達が増えているので、始めから座っていた方がいいということだろうと理解した。中学校で見た生徒達が長時間立っていられないのは栄養の不十分さに起因しているのだろう。

気血水について

私は30年以上小学校の校医をしている。年一回、生徒全員の健康診断をしなければならない。検診では心音呼吸音を聴取して、心肺内臓の障害を早期に発見したり、皮膚病変や側弯症を見つけるなど心がけている。2003年頃から整形外科的検診が始まる前まで、舌診を全児童に行った。検診に舌診は特別必須ではないが、生徒全体の健康の傾向をつかむために筆者は個人的に行っていた。

東洋医学では生体は気血水（き・けつ・すい）の3要素が体内を循環することによって維持されていると考えられている。気とは目に見えない生命エネルギーであり、生体における精神活動を含めた活動を統一的に制御する要素である。血は気の働きを担って生体を循行する赤色の液体である。水（すい）は津液《しんえき》ともいい気の働きを担って、生体を滋潤し、栄養をゆきわたらせる無色の液体である。気血水の異常は瘀血《おけつ》（血液の循環障害や血液の局所のうっ滞）、血虚《けっきょ》（血が足りない状態）、気虚《ききょ》（生きる活力が少ない状態）、気逆《きぎゃく》（気が上衝する）、気鬱《きうつ》（気のめぐりが悪い）、陰虚《いんきょ》（水「すい」つまり体液が足りない状態）や水毒《すいどく》（病的な体液の偏在）などがある。

あえて気血水（き・けつ・すい）について、私として独断的考察をさせていただこう。気血水は脾胃《ひい》で「水穀《すいこく》の精微《せいび》」より造られるとされる。脾胃とは解剖学上の脾臓と胃ではない。膵臓、胃、小腸、大腸など広範な消化器機能全体と考えていただきたい。食べ物から「水穀の精微」ができて、それが気血水となる。

いくつかの栄養素で気をつくり、いくつかの栄養素で血をつくり、またいくつかの栄養素で水（すい）をなしている。気血水を代表的な栄養で表せば、例えば気は糖やビタミン、血は鉄やタンパク・脂肪、水（すい）は組織に存在したり、リンパを流れるミネラルのような物を仮定する。気虚、血虚、陰虚はすべて栄養の欠乏からくると考えている。ただし八綱弁証《はっこうべんしょう》（表裏・寒熱・虚実・陰陽で証を立てる理論）、五行論《ごぎょうろん》（万物は木火土金水の5元素からなるとした理論）、風邪寒邪暑邪湿邪燥邪火邪《ふうじゃかんじゃしょじゃしつじゃそうじゃかじゃ》など気候環境、七情《しちじょう》（喜怒思悲憂恐驚）で表す精神状態など栄養絡みでない病因もあり、東洋医学の疾病すべてが栄養欠乏からくるというわけではないが、疾病の大半は栄養絡みが原因と考えている。

現代医学は臓器別に分析するのは長けていても、栄養の異常や欠乏を病態の主体にして診断治療を組み立てているとはいえない。気血水理論や現代の分子整合栄養医学（ライナス・ポーリングやエブラハム・ホッファーにより確立された栄養医学）は、表現は異なるが「人は食べ物でできている」という同じ立場である。

血虚から見える子供達の健康

気血水を判断する助けとなる一手段が舌診である。

舌診について説明すると、舌を観察し、舌質舌苔を調べる。小児に瘀血や水毒や舌苔の異常は比較的少ない。主として舌色のみチェックする。正常であれば小児の舌色は淡紅色である。２００３年頃の学校検診で小学1、２、３年生はほとんどが淡紅色であった。５年生になると淡白色の舌が少しいた。６年生になると淡白色が多くなった。５、６年に見られた淡白色は所見的には血虚といえる。血虚は栄養の欠乏を表すと考える。

血虚で推定される栄養の不足が背景にあり、思春期の反抗期や不安定な心の病が発生する。これで思春期の精神病理の一端が解明できるのではないかとその時は考えていた。

その後も、毎年舌診を続けている。２００８年頃の学校検診で、違った意味で大きな変化を感じた。わずかな期間しか過ぎていないのに、５〜６年後の検診では舌色が淡白色を呈する子供が低年齢化している。３、４年生でも淡白色の子供が増えている。１、２年生にも淡白色の舌診所見を認める子もかなりの数がいる。血虚の子が低年齢化していったのである。そして２０１３年頃の学校検診では、こんどは5、６年生に瘀血や水毒の舌診所見が時々見受けられるようになった。めまぐるしい変化に驚く。

子供達の栄養が乏しくなっていると考えるのは、私個人の勝手な思い込みである。真実でないことを祈っているが、私の推断があたっていれば、子供達の健康状態は急速に悪化の一途を辿っていることになる。

血虚の子供とはどのような意味があるだろう。先述したように私は血虚、気虚、陰虚は栄養素の欠乏と考えている。血液リンパは、末端の組織を循環し栄養を与える役割を持っている。血液リンパ液及び末梢組織にタンパク、脂肪、鉄、亜鉛、カルシウム、マグネシウムや各種ビタミンが欠乏してくると、血虚、気虚、陰虚となるのである。気虚、血虚、陰虚などの中では血虚の役割が大きいと考える。

血虚とはなんであろう。貧血と全く同意義語ではないが、ある意味で血液成分の欠乏の要因が大きいと考えている。そのなかでも主として鉄成分の減少した状態が主体をなしているのではないかと考える。さらに鉄しか欠乏しないということもあり得ない。他のタンパク質、ミネラル、ビタミン成分も一緒に欠乏していると考えるべきである。血虚とは鉄を中心にした、多くの栄養成分の欠乏を背景にした病態を意味してる。

東洋医学的治療では血虚に対しては、補中益気湯《ほちゅうえっきとう》・十全大補湯《じゅうぜんだいほとう》・帰脾湯《きひとう》などの補剤が適応となる。栄養学的には鉄を中心にタンパク質、脂肪、各種ミネラル、各種ビタミンの補充が必要である。小学高学年になると急速に身長が伸び、成長に伴う体作りに要する栄養の供給が不十分になりがちである。そのため思春期に心身のトラブルが頻発するのではないかと思われる。

私はこれら心身のトラブルの原因が血虚で説明できると考えている。血虚の子供の増加については私の関わる一学校だけの問題ではない。風邪などの市中疾患で私のクリニックに来る子供達を舌診してみても、血虚と思える例がかなりの頻度である。日本全体の子供達は血虚の傾向があるのではないか。断定する資料はないが、栄養の足りない子供達は現代日本に増えていると考えている。

ただ血虚を疾病とすれば膨大な患者数になり、限られた医療機関では対応出来ない。血虚は疾病と断定せず、未病として疾病予備軍の事象として受け止めるべきだと思う。これら血虚の子の中に、疲れやすい、けがをしやすい、勉強がすすまない、集中力がない、よく眠れない、朝起きられない、イライラしやすい、じっとしていられない、運動能力が低い、肌が荒れる、下痢や便秘がある、胃が痛くなるなどの症状に悩まされる子がいるとしたら、病気と考えて和漢薬や栄養を中心とした治療をした方がよい。事実、そのような子供達を私は多く治療しているのである。

子供達の心の障害は血虚によるとすると、その血虚が低年齢化しているために、1、2年生までの血虚状態の広がりが、自閉症スペクトラムの爆発的な増加にかかわっていると想定している。言い換えると、程度に軽重はあっても子供達の多くは栄養失調に陥っている。その中から自閉症スペクトラムの子が出てきやすくなると想像される。それに加えて高学年になると瘀血や水毒が加わり血液循環の障害、インシュリン抵抗性（インシュリンが分泌されていても充分なインシュリン作用が得られない状態)、肥満や脂肪肝などの成人病化が始まる。腹部エコーで子供達に脂肪肝が認められることが頻回にある。子供達の成人病が顕在化することとなれば近い将来、10代で心筋梗塞や脳梗塞が出てもおかしくはない。子供達の栄養失調から成人病化への流れがあると考えている。

水毒は舌が浮腫《ふしゅ》状に腫大することである。腫大するのは舌だけではない、全身の組織が浮腫状に腫大して、肝臓は腫れて脂肪肝となり、粘膜や皮膚も浮腫状になる。睡眠時無呼吸症は肥満が原因で気道閉塞を起こすものとされていたが、近年肥満など無い通常の体型の人が睡眠時無呼吸になることもある。この場合は水毒による気道粘膜浮腫が閉塞性無呼吸症を発症させる一因ではないかと私は想定している。

子供の発達障害について

自閉症という病名は1943年に米国で発表された。日本では1952年に国立精神衛生研究所で発表された一例報告が自閉症と診断された第一号であった。当初はまれな疾患であったが、その後、自閉症症例の患者は急速に増加した。ある書物には自閉症児が30年で100倍に増えたと書かれている。2012年に文部科学省が発表した、通常の学級に通う小中学生の6．5％の子供に発達障害の可能性があるという。もっと多く10〜20％とする専門家もいる。類縁疾患の多動児、アスペルガー症候群、学習障害、チック症、トゥレット症候群も著増しているとされる。正確な実態が確定しないまま、児童の発達障害の数的増加に驚くばかりである。教育医療の現場で発達障害著増に困惑するばかりで、その成因についてはまったく解ろうとしない。成因は多因子的であるはずであるが、その中で発達障害と摂取された栄養との関係の重要性が指摘されていないことは残念である。

1980年に、アメリカ精神医学会で発達障害の診断基準が初めて定められた。発達障害は神経の発達がうまくすすまないことにより生じた脳の障害とされる。現在6つの障害が含まれる。

①自閉症スペクトラム（広汎性発達障害）
・自閉症（他人との社会的関係の形成の困難さ、言語の発達の遅れ、興味や関心が狭く特定の物にこだわる）
・高機能自閉症（自閉症のうち知的発達障害が伴なわない）

・アスペルガー症候群（知的発達に遅れを伴なわず、かつ、自閉症の特徴のうち言葉の発達の遅れを認めないもの）

②ＡＤＨＤ（注意欠陥・多動性障害）、破壊性行動障害

年齢あるいは発達に不釣り合いな注意力、及びまたは衝動性、多動性を特徴とする行動の障害で社会的な活動や学業の修得に支障をきたすもの。

③学習障害

勉強ができないという意味でなく、全般的な知能に比べて、読み書き計算など特定領域の学習が障害されているものをいう。学習における、「聞く」「話す」「読む」「書く」「計算する」「推論する」など６つの領域で現れる。

④精神遅滞（これのみでは、通常は含めない）

⑤運動能力障害

協調運動の障害により動きや手先が不器用でぎこちなくなめらかに動けない。

⑥コミュニケーション障害

会話の基礎となるヒアリング、スピーキング、発音の障害をいう。

以上が発達障害の分類であるが、自閉症スペクトラム（広汎性発達障害ともいう）とは

自閉症やアスペルガー症候群を中心に、チックやトゥレット症候群、あるいは発達性協調運動障害など特定不能の広汎性発達障害を含む総称である。

時代と社会の変化につれて考え方や定義も移り変わっている。すべての発達障害が明確に分類できるわけではなく、障害の特性が少しずつ重なり合っている場合が多く、複数の障害が同時に認められることもある。発達障害は遺伝子レベルの異常と妊娠中や出産時、及び乳児期に生じた器質的病変によるものも含まれる。遺伝子変異はそれ単独としてでなく、いくつかの要因が重なって発症する。妊娠中の母胎感染、飲酒、喫煙、低栄養、仮死分娩による低酸素、乳幼児期の脳炎後遺症なども誘因と考えられる。現代の精神医学ではその中で遺伝要因が原因として大きいとされている。私はそれに不同意で、環境因子、特に食環境が発達障害の原因として最も重大なものと考えている。環境は素因遺伝子の発現のｏｎ／ｏｆｆを決めているのである。

発達障害児だけではない、成人においても症状の軽いものを含めればかなりの頻度で発達障害者がいる。その場の雰囲気を理解しない人、周りの人を必要以上に引っ張り回す人、衣食住の日常生活を上手にこなせない人、調理、洗濯、整理のできない人にはたぶん発達障害はあるだろう。発達障害はあっても軽度ならば親なり配偶者なり友人同僚の支えがあれば、さして問題なく日常はこなせる、悲観することはない。発達障害であることを自覚し、我を張らず、生活を豊かにするため苦手な家事も謙虚に教えを請うようにして毎日のように習得し、周りの人の声を聴き、人とのコミュニケーション作りをよりよくする努力を繰り返しすればよい。

学校で栄養の改善を、子供達の栄養的救済を

長野県のある中学校の元校長先生の話である。

生徒が1000人以上のマンモス校。風紀は荒れていた。いじめ、きれる、暴力、たばこ、非行は毎日で、不登校は60~70人だった。非行や不登校の子供を調べてみると、ろくな朝飯を食べていないことがわかった。そこで学校給食を充実することにした。パンを止めてお米にして、時々は玄米も混ぜた。タンパク質源は毎日魚のみとして、野菜を豊富にしたのである。給食の食材は地場産品を大部分使用したとのこと。さらに教師の授業を魅力的にするよう厳しく指導した。そして子供達へはコンビニ弁当、カップ麺、菓子パン、ハム、ソーセージなど防腐剤、カビ止め薬、軟化剤の入った食べ物を止めるよう指導した。その結果、1年後には学校内からたばこが消え、非行犯罪がゼロとなり、不登校生徒が減って2人になった。まさに食育を中心とした、全人的教育の成果である。

学級崩壊が叫ばれて久しいが、学級崩壊は栄養障害対策の遅くれも一因のようである。私は子供達の栄養障害が学級崩壊の背景にあると考えている。長野県の中学校の例はまさにその証明のような事例である。栄養を改善できれば、いじめ、暴力、非行、犯罪は半減するであろう。これらの非社会的行動を防ぐため、正しい食育を全国に拡げるべきだと考えている。

一般家庭の栄養は、すでに食が貧弱なものになっている。貧困家庭ではより重大で、貧困家庭の食事は炭水化物過多で低タンパク、亜鉛不足の栄養状況は知られている。カップ麺だけの食事や白米にふりかけをかけただけの食事ですましていることもある。このような食事をしていては心身の異常をきたしても不思議はない。

子供達に栄養的救済が必要である。学校給食の糖質を減らし、高タンパク、亜鉛、鉄分、ビタミン、繊維質豊富なものに代えていただきたい。私の子供時代の給食には肝油が付いていた。肝油を毎日加えるだけでもかなり成果が上がるはずだ。教育費だけでなく食育にも公費を増額していただきたいと私は言いたい。

学校給食で経済的に多様な家庭のすべての生徒へ平等に、美味しさについては二の次にして、砂糖や糖質を減らして栄養学的に最高の食材を供給すべきである。貧困家庭の子供だけにではない。意外にも豊かな家庭では美味を求めて有害食品を摂食して栄養失調化している子供がいる。貧困家庭の子と、豊かであるが乱れた食生活をしている子供達の両者に栄養的救済は必要である。学校給食の一食だけでも食養的救済となれば、対人関係のトラブルを減らして、犯罪率は低下して、結果的にはすべての人たちに不安の少ない社会をもたらすことができると考えている。

母乳は充分な栄養を与えられないこともある

子供達の栄養失調はいつ頃起き、どのぐらい続けば、心身の疾患が発症するのかははっきりしてはいない。また疾患重症度は軽重多様であるが、回復可能な障害はどの程度までなのかもはっきりしていない。有害事象の発症には個人差があることは知られている。少量の栄養で生理機能が維持できる者と、大量の栄養を与えても生理機能が維持できない者の差、この個人差が遺伝と考えてもいいのだろう。

確かなことは心身の健康を冒す栄養失調は胎児の時から始まるということ。妊娠中の母体の摂取する栄養は胎盤をとおして胎児へ与えられる、不足すれば胎児に悪影響が起こる。出生後0才児の栄養は授乳、離乳食から与えられる。ミルクは工業的に栄養を調整したものでありその原材料はあくまでも子牛のためのものであり、人に与えるには多少違和感を感じる。人の乳で育てるのが自然である。ミルクで栄養を与えるのは母乳が出ないときなどやむをえないときに限るべきである。そうは言っても残念なことだが母乳で育てればそれで間に合うとは言えない。

昭和初期では母乳栄養で乳児は間違いなく育っていた。現在でも母乳が理想的栄養との考えが一般的であるが、実はこれは間違った常識かもしれない。栄養失調の母親からの授乳はビタミン、ミネラル、タンパク質、脂質などの栄養補給がうまくいかない憂慮すべき事態になっている。

菜食主義の母親の出産後、母乳で育てて乳児くる病になってしまった赤ちゃんの報告がある。現代の野菜にかたよった食事では栄養は乏しくなってしまう証拠のような例であり、その母親の母乳にはビタミンDが足りていなかったのである。現在のヤングママの母乳は栄養上不十分の傾向がある。かなりの母親がビタミンD欠乏の状態であるという。日焼け止めのクリームの影響もあるかもしれない。現実には母乳人工乳ともに乳児の栄養状態の悪化を起こしうるのである。育児の原点に戻って妊娠予備軍の女性は酒たばこ砂糖を止めて、ビタミン、ミネラル、タンパク質、脂質の豊富な食事を心がけ、適度な運動を日々続けることで胎児を受け入れる体作りに勤しむべきである。そして健全な体を作ってから妊娠しなければならない。健全な体から湧き出るお乳が赤ちゃんにとって理想的であることは言うまでもない。

さらに6才までが人間としての雛形ができあがると仮定するならば、胎児乳児幼児期が大事で、6才に至るまでの栄養補給にもっと力を入れるべきである。栄養不足による6才時点に現れる心身の健康障害と、将来に惹起するであろう精神、身体の障害や骨歯牙形成不全の素因を6才までに形成するとしたら、6才以降、多量に栄養補給を頑張ったとしても、できあがった精神、身体の障害や骨歯牙形成不全を健全化の方向へ回復させるのは困難になるかもしれない。食育で重要な期間は妊娠中であり、さらに遡って妊娠前の女性が栄養豊富で、心身ともに健康であることが重要である。

砂糖は虫歯をつくり、代謝やホルモン環境を障害する

歯科医師松田竹比虎氏の講演を聴いたことがある。氏の地道な歯科診療で導かれた結論は、糖が歯の健康を悪くしているということであった。歯の表面のエナメル質は酸度がPH5．4を下回ると脱灰する（溶けること）。歯肉と歯根の間にあるプラーグの中の酸度はブドウ糖で洗口した後急速に低下して、その後20分間PH5．4以下が続いていたとのことである。それだから砂糖が虫歯をつくり、さらには歯並びが悪くなるなど歯の成長

まで狂わしてしまうと警告している。

各家庭の砂糖の消費は増えている。学校の給食にも甘いものが多すぎる。砂糖より有害な果糖加糖液も使用量が増えている。果糖加糖液は砂糖より安価の故にソフトドリンクに多量に入れられている。米国では子供たちの摂取総カロリーの1／4程度はソフトドリンクからといわれて問題になっている。日本でも砂糖の過剰摂取はアメリカと同じ状態である。

我々の体内を流れている血液中のブドウ糖の総量は5から10g程度のわずかな量で賄われている。ソフトドリンク500mlの中に30gの糖が入っている。これだけの多量の糖が数分のうちに血中に入ればインシュリンを始めとする血糖に関わる多くのホルモンに狂いが生じるのは容易に想像できる。

つまり多量の砂糖が血中に流れ込めば、体内の各種ホルモンの爆発的な分泌過多をきたし、代謝バランスを崩す。急速なホルモン変動は精神活動を混乱させてしまう。砂糖漬けは結果としてうつやパニックを引き起こすので、極力糖の摂取は控えるべきである。

植物性油脂は摂り過ぎないようすべきだ

オメガ6系不飽和脂肪酸

誤った健康志向により、動物性油脂を避け、植物性油脂を多用する傾向がある。事実はサラダ油や紅花油など植物性油脂の摂り過ぎはむしろ不健康である。サラダ油や紅花油はオメガ6系の不飽和脂肪酸が多く含まれている。オメガ6系不飽和脂肪酸は認知症、情緒不安、うつ、脳梗塞、花粉症、心疾患、動脈硬化、糖尿病、関節痛、肥満、癌、肝炎、アトピー性皮膚炎などの誘因とされている。

トランス脂肪酸

オメガ6系脂肪酸よりもっと有害な植物油脂にはトランス脂肪酸がある。トランス脂肪酸は米国ニューヨーク州では飲食店での料理への使用規制を行っている。米国食品医薬品局はトランス脂肪酸を含む加工油脂の食品への使用を、2018年6月までに食品への添加を原則として禁止すると発表した。日本では日本人のトランス脂肪酸の摂取量は少ないなどの理由で禁止となってはいない。

トランス脂肪酸は天然と人工で作られるものがある。人工で作られたトランス脂肪酸の方が市場に多く出回っている。トランス脂肪酸はマーガリン、ショートニング、ケーキ用小麦粉、カップラーメン、フライドポテト、冷凍チキン、ドーナッツ、ポテトチップス、バウムクーヘン、クッキー、ホイップクリーム、マヨネーズなどに使われている。

トランス脂肪酸はおいしいのである、だからやっかいなのだ。美味なお菓子は食べるとクリーミーで上品な甘さであり、口当たりも柔らかで舌の上に一杯に広がる快感がある。食いしん坊な筆者は、かつてはこんなお菓子を何個でも食べていた。ここ数年は、トランス脂肪酸を避けてきた。そのため、この上品な味が一口入れれば、ああこれはトランス脂肪酸の美味さだと理解できる。感性ではとてもおいしいのであるが、理性としては違和感が湧き上がってくる。そしてその菓子は二度と口にしないようにしている。トランス脂肪酸は食品表示で確認しても植物油などと記載されて、結果としてトランス脂肪酸隠しになっていることもある。そのような場合でも口に入れれば経験的にトランス脂肪酸とわかることがある。

トランス脂肪酸は体内で代謝されないため、必須不飽和脂肪酸の代謝を撹乱するといわれ、全身の細胞をむしばみ、癌や生活習慣病を起こすことが知られている。またトランス脂肪酸はアレルギー症状を悪化させる。注意欠陥多動性障害の原因に関わっているとの発表もある。人の性格までトランス脂肪酸は変化させてしまうとの報告もあるほど有害である。

旨いと感じたら有害物質かもと疑え

我々が外食でおいしいものを食べるときは、否応なしに必ず砂糖や有害油脂が体の中に入り込むことになる。極論ではあるが、食べ物を口にして旨いと感じたら体にとって有害物質を食べていると思った方がいい。オメガ6系不飽和脂肪酸とトランス脂肪酸は極力摂らないことが健康に生活を過ごすための鍵である。とっても美味しいバームクーヘンやケーキを捨てて、50~60年前、昔なつかしい葬式まんじゅうのような垢抜けしないが、安全でほどほどのうまさの菓子を復活させて広めてほしい。

中山理一郎氏はそばうどんなどの乾麺にはカビ防止のために植物油が練り込まれている。植物油の中にはトランス脂肪酸が入っている。だから都会のそばやうどんは食べない方がよいとのことであった。また牛乳にも天然のトランス脂肪酸が多く、注意が必要とのことである。中山理一郎氏は信州に行ったときの生そばしか食べないと語っていた。私もそれにならい信州より定期的に生そばを送っていただいている。信州以外にも白河や山形そば街道のそばもトランス脂肪酸が少ないと思っている。

ついでながら日本三大うどんの一つに数えられている五島うどんはおすすめである。高級五島うどんは油成分は椿油だけでつくられている。トランス脂肪酸はほとんど入っていないと考え、取り寄せている。

そばうどんに関する私の判断は個人的な思い込みであり、正確に調査したわけではないことも付け加えておく。食品には多数の添加物が使われ、それだけ有害物質は広範な食品に紛れ込んでいる。日常生活のなかでどの食品を受け入れるかは各人が判断すべきであるが、一般の消費者にはその安全度の判断は難しいことが多い。残念なことだが食の絶対安全は得がたい時代になっている。

小麦は最大のアレルゲン

日本人の主食として小麦製品が増え米飯が少なくなっている。小麦は極力摂取してはいけない。糖質だから注意しなければならないだけでなく、アレルゲン（アレルギーを起こす物質）として問題がある。

日本では1980年代から食物アレルギーが増加してきた。当初、子供の三大アレルギーは卵、牛乳、大豆だったが、その後には小麦のアレルギー患者が増え、今では最大のアレルゲンになっている。小麦はじんましんや運動誘発アレルギーを起こすことでも知られている。食品だけでなく石鹸や化粧品にも使用されていることもアレルギーの悪化を招いている。それは皮膚に小麦を塗る方が小麦を食べるより、強いアレルギーを起こすからである。

なぜかというと、小麦には人々が気にとめていない重大な問題がある。最近の小麦は遺伝子組み換えによりできているのである。私が子供の頃に食べた小麦と、今の小麦は違う食品になっている。今の小麦は科学の操作による新種である。味は良く、風水害に強く、農薬に強くて、生産コストも安い。いいことずくめに見える。しかし遺伝子組み換え小麦の長期的安全性は検討されていないのである。10~20年食べ続けると、想定外の事象が起こることがありうるのである。事実、問題が頻発している。

品種改良した果物も要注意

果物についても大きく変化した。60年前はリンゴは紅玉、国光、インドリンゴであった。ミカンは温州ミカン、梨は二十世紀、長十郎程度であった。今、果物屋に並ぶリンゴはシナノゴールド、王林、トキ、シナノスイート、ゴールデンデリシャスなどへ様変わりしている。梨も幸水や豊水になっている。

私は子供の頃はリンゴでは国光が大好きであった。小粒で強めの酸味と少なめの甘みのバランスで満足していた。おいしいが一個食べれば充分と思える程度であった。紅玉といっしょに国光は果物屋の棚から消えてしまった。人々の趣向に合わせもっと大きく、酸味は消え、甘みの強い食味が絶妙のリンゴに品種改良されている。今のリンゴは大粒でも一個や二個平気で食べられる。長十郎は石梨といわれ甘みはまあまあであったが食味が悪かった。豊水幸水は食味も良く、糖度も高くなって、いくらでも食べられる。イチゴはかつては甘さは無く、酢っぱいだけで砂糖や練乳をかけなければ食べられないものであった。今では砂糖・練乳は不要である。それ以外にも新種の果物が店先に並んでいる。洋梨にはラフランスや巨大なシルバーベルなどがある。キューイフルーツ、パインアップル、マンゴーなどの外来の果物も日本人が長らく知らなかったものである。

品種改良に伴う高糖質化と、外来果物の未知の遺伝子との遭遇は心身の健康へ負の影響を与えうると考えている。果物も過食してはならない。

食に快楽を求めれば苦しみの反動がくる

「ワイルの恋愛法則」というものがある。J＋P＝0である。Jはジョイ、恋の喜びであり、Pは恋の終わりの苦しみである。＝0（イコール　ゼロ）は喜んだ分だけ苦しむということである。恋に落ちたときは、胸がわくわくして、夢中になり、ハイなまま躁病のようである。まるでドラッグにおぼれ、落ち着かず、ひたすら動き回っている。そんな喜びは続かない、恋の終わりは、喜びの数倍の苦しみが待っている。絶望と自虐の時間を過ごさねばならない。

食の快楽もまったく同じと考えてよい。古代カルタゴの英雄ハンニバルは生理的に必要なものしか食べなかった、食に快楽を求めなかったといわれている。食とドラッグはまったく同じである。いま現代人に求められるのはハンニバルのような食に対する姿勢である。食に快楽を求めてはいけない、快楽を求めれば、その後に起こるであろう（＝0）までの経過で大きな苦しみを受けることとなるやもしれない。

美味しくて、安くて、便利であれば少々有害でもいいだろうと、私は戦後の子供時代、駄菓子を通して有害物を受け入れた世代である。今ではその駄菓子が美しく包装され味は人好みに洗練されて高級和洋菓子になりすまし、人々に喜ばれている。そのような食べ物を極力減らすべきだ。菓子やジュース、濃い味付けを排して、高価な食、美味な物をあえて求めない。淡々と玄米や魚、肉、野菜を味付けは薄味で、腹に収める方がいい。

肥（こえ）こそ最高の肥料だった

農業については言えば、戦前、戦後しばらくは肥料の主体は人糞であった。どこの農家でも畑の隅に肥溜めをつくり、アンモニアなどを無機化した後に肥料として使っていた。肥（こえ）は人の体からでる不要物と考えられているが、事実は肥の中に鉄亜鉛などミネラルが豊富で、肥は最高の肥料であった。肥溜めは農業資源の宝庫と考えてよい。

江戸時代一般庶民は長屋暮らしであった。長屋の大家さんにとって家賃収入と同じ価値を持っていたのは共同便所の糞尿である。百姓が金銭なり野菜なりの代価を支払って糞尿を購入したのである。昭和の時代までそれは続いた。家庭の暖房に使われた火鉢の灰なども土壌改良のためにリサイクルされていたのである。

戦後暫くして、不衛生とされて肥を畑にまくことを禁じられる以前は、近郊の農家は朝早く長い道のりを荷車を引いて、町中の便所から糞尿をくみ取って肥桶を満タンにして、荷車に積んで帰る。私が通っていた高校の社会科教師は、西武鉄道は町中の糞便を郊外へ運ぶための鉄道だったと授業で言っていた。その時は冗談かと思ったが、糞便を鉄道で運ぶほど大事にしていたのである。西武鉄道は黄金列車と揶揄されていた程である。

肥のおかげで、私の子供の頃の野菜は栄養豊富であった。それと比べて現在の野菜は栄養が以前より1／10といわれる。見てくれは立派だが、化学肥料で育てられた今の野菜から受ける栄養は期待できない。以前の肥を使った農法には戻れそうにない。貴重な肥料の糞尿を貴重な飲料水を使ってウォシュレットし水洗してしまうのは、天につばする行為にちがいない。清潔を旗印にして、肥を禁止したことが、報いとして現代社会の栄養失調を起こす一因となった。数百年続いた、伝統的で安全な農業を捨てたからである。

中高年も食べ物の悪影響が

あるベテランの循環器専門医が驚いていた。昔は心筋梗塞は70〜80才の病気と相場が決まっていたが、いまでは30〜40才でもあたりまえのように発生する。心筋梗塞の原因の動脈硬化は我々の食事からはじまる。有害物質、糖質過多と悪い油脂の食生活が動脈硬化を起こしていると考えられる。動脈硬化自体が栄養状態の悪化による結果である。栄養失調は子供や若い女性ばかりでなく中高年の男女にも広がっている証拠である。

高齢化社会といわれる。栄養失調だらけであれば、こんなにも高齢人口が増えることにはならないのではと反問されるかもしれない。たしかに100才以上の高齢者が年々増えている。高齢者は明治大正昭和初期生まれの方々である。小児思春期の体作りの重要な時期に正しい栄養を摂っていた人たちである、食べ物は自然から得られるものばかりである。保存料も塩や発酵食品などのみであり、防腐剤など化学物質を使わない安全なものであった。思春期までに正しい栄養をしっかり摂れていれば長生き出来る。食養的に基本が出来ていれば成人後、多少悪い食料が入っても健康を維持できるものである。現代医療と介護の良い意味での支えも長寿化を推し進めているのも事実である。今の若者の老後の長生きは保証されてはいない。むしろ短命であると推測せざるをえない。

栄養障害の歴史的経過

いつ頃から食べ物がおかしくなったのだろうか。白米などの穀物の精製が第一次の要因として挙げられよう。江戸時代元禄期頃から江戸京都大坂では白米が常食化してきている。国民病として知られる脚気や結核に白米が関わっていたのである。白米はビタミンB1と食物繊維が大幅に削られている。ビタミンB1欠乏は脚気を引き起こす。食物繊維の欠乏は腸の免疫力の低下を招き結核の一因となった。それでも白米食による障害は一部の上流階級の人々までであった。雑穀を加えた食事をしていた一般の庶民は障害を起こしてはいない。

第二次の要因として第二次世界大戦以降はさらに糖質が精製され砂糖が多量に出回ったことと、トランス脂肪酸、オメガ6系脂肪酸の生産増と、それが美味故に人々の食卓にのぼる量が増加したことなどである。

第三次の要因としては科学技術の進歩による小麦の遺伝子組み換え食品が一般化し、化学肥料の大量生産が可能になったこと。そして食品添加物が当然のごとく店頭に並ぶ食品に使われるようになったこと。このように多くの食品を科学でいじり始めたことにある。

主としてこの3つの重大な要因が、食生活を一見豊かだが、実際には、有害なものとした。そして精神や肉体の障害を多くの人々に引き起こしたと考えられる。

このような食物の商業化や劣化は第二次世界大戦以降顕著である。カナダでは1950年には食物の15％が加工品だったが、2007年には85％にもなったとのこと。日本でも同様に食品加工は増えている。加工すれば食品の栄養成分は消失し、人体に有害な食品添加物も多量に摂食することになる。一部の報告では食品添加物がかんしゃくと破壊的行動を起こすとされている。

このような食べ物を摂り続ければ人類の前途は危ういと考えざるをえない。

第2章　現代医学は心身の障害を治すには不十分

有害物質と紙一重の化学物質が拡散している現況

文明が発達してオートメーション化された工場が生産力を増やし、多くの化学物質が生まれた。それら化学物質は安価で供給され身の周りを便利にした。プラスチック製品、食品の防腐剤、化学調味料などがあげられる。しかもさらに生活の利便性を推し進めるため石油、原子力などのエネルギーも多量に消費している。化学物質とエネルギー利用は人々に一見豊かな日常生活をもたらしたが、数十年から百年後には人々から真の幸福を奪ってしまうだろうと考えている人も多い。私もその一人だ。

食生活を豊かにしたといわれる防腐剤や食品添加物は有害物質と紙一重で、プラスチックは便利であるがダイオキシンなどの有害物質の発生源でもある。環境ホルモンも化学物質として作られたものだ。エネルギー消費は温暖化や放射能汚染を地球に拡げている。社会全体で将来の不利益を軽く見て、目先の利益を追求している。

生命科学が進歩し分子生物学など細胞レベルの機能が、より正確に理解されるようになった。正確な理解そのままを医学に応用すれば、ヒトの健康や疾病管理に役立つようになるはずだ。ところが生命科学を医学へ応用する時、利益を求めて真実をゆがめることはあってはならないはずだが、すべての分野に経済が入り込み、市場原理に追われる現実では、利益が優先されている。

医療分野でも新しく発見された物質が膨大な体内代謝のうち毫末のその中の、さらに一片だけを切り取った代謝へ変化を与えるとする。例えばその変化で新しい物質が、血糖やコレステロールを減らしたり、血圧を下げたり、関節や胃の痛みを楽にしたりするなど疾病に使えるならば、新薬として、商品化するだろう。しかしその薬が一片の代謝に限っては有効であっても、薬物反応は周辺にも玉突きのように影響を次々に起こすものである。副作用といわれる。周辺の関連する代謝系統は膨大であり、すべての代謝への影響をいちいち検証することはできない。さらに新しい物質なのだから、数年から10年後に不都合な副作用が出る可能性も孕んでいる。多くの新薬が次から次にと作られ、短期間に認可される現状では、充分な安全性の審査は難しい。

薬は化学製品である

薬は化学製品である。そのなかで薬効あると認められたものが、薬として使われる。薬として認められる根拠が治験である。治験は多くの患者さんに新薬を試して有効性があるかを確認する調査だが、その際に求められる薬効と異なる反応が出ることがあり副作用とされる。この副作用のうちには有害なこともある。この副作用はまとめて表示され、一つ一つ細かく分析されることは少ない。それ程ひどい副作用でなければとりあえず副作用があると表示される。そのような治験により血圧・血糖・コレステロールを低下させたり、胃腸・肝臓・呼吸器症状の軽減など有効性ありと認められた論文により、エビデンス ベイスド メディスンが確立して、薬が有効であるとされる。その後エビデンス ベイスド メディスンが製薬会社の宣伝手段となる。

新薬のエビデンス ベイスド メディスンの作成には客観的な治験をしなければならない。そのために治験は二重盲験法とされている。そのさい治験薬と比較対象するプラセーボという偽薬を、患者さんを二群に分けて割り振り、薬効を比較しなければならない。偽薬を患者さんにあたかも必要な薬のごとく処方すれば、患者さんの期待を裏切る行為になるかもしれない。そのようなわけで臨床治験は医学への信頼を傷つける問題をも孕んでいる。

新薬のエビデンス ベイスド メディスンの作成には多大な投資が必要になる。製薬会社は単なる研究機関ではない、投資に倍する利益を得なければならない。２００９年米国大手の製薬会社で研究データのもみ消しや改ざんの社内文書が見つかり、製薬企業のなりふり構わぬ利益追求する姿が露見した。日本でも最近、偽った統計操作を行い、他社の降圧剤と比較してその会社の降圧剤の有効性が高いとして、大々的に宣伝した外資系製薬会社が摘発された。

利益が関わるとき、公正無私であるべき治験にも不正が紛れ込むのである。研究データの改ざんはありうることを肝に銘じて医師は新薬を受け入れなければならない。だから医師が薬を患者さんへ使用する時、より慎重であるべきだ。

次から次へと科学物質が新薬として発売される。初めて使用する薬なので使用後に起こる副作用は想定出来ないこともある。新薬は製造承認後、しばらくしてその評価が定まった後に使用しても遅くはないと私は考えている。売り急ぐ必要は無いはずだが、現実には製薬メーカーは早期に売り込もうとしている。つぎ込んだ研究費を限られた期間で回収するためである。なぜなら、ある期間が過ぎるとジェネリック薬品が後発売されるからである。

その点、本書がすすめる和漢薬の少し安心な所は、新薬ではないので余計な化学物質を生み出すわけではない。江戸時代から、その副作用はすでに知られていたのであるから使用しやすい。ちなみに和漢薬は副作用は無いと考えるのは間違いである。すべての薬には副作用はある。和漢薬といえども副作用に注意を払う必要はある。

企業検診の体験から

食事療法のすすめ

私は以前、二月に一回ほど企業検診に関わっていた。移動レントゲン車と検診スタッフに同行して、大企業の末端の支店や中小企業で法に定められた検診をした。長時間ないしは過酷な環境下での労働者、外国人労働者から学校職員、学生の検診まで対象は多彩であった。私は検診最後の問診と診察を受け持っていた。

それだけこなせば私の仕事は済んでいるのだが、出来るだけ多くの人へ砂糖、小麦を減らして玄米をすすめる食事療法（食養）を広めたいと思っていた。当日の血液検査は後日に判明するのでその場で結果説明はできないが、数年前からの血液データは検診個人票に記載されている。前年度の血液データを読ませていただくだけで、大半の受診者の栄養状態がつぶさにわかる。

受診者の大半は栄養状態は悪い。栄養の不充分さを指摘して、どの程度納得していただけるかはわからないが、動脈硬化、糖尿病、不眠症や精神疾患があれば、主治医へ迷惑がかからない程度に食事の改善を指導をした。検診受診者は聞いたこともない栄養指導に、戸惑う一方、これを受容して納得することもあった。お節介であったが、検診受診者へ栄養指導をさせていただくのは、私にとっては細やかな世直しのつもりであった。

あるサプリメントのすすめ

某大学の職員と学生の検診へ行ったときのことである。一人の女性職員が顔面蒼白で見るからに辛そうであった。子宮筋腫が原因で慢性的に出血が続き、強い貧血があった。子宮を切除すれば貧血は改善に向かうが、手術自体は疼痛や術後に機能障害を残すなど不都合も多い。癌でなければ手術の選択はないだろう。血液中血色素は8ｇで重症貧血である。大学病院で鉄剤の内服を処方されたことがあり、その鉄剤の副作用でひどい胃痛があり、とても継続して内服できていないとのこと。そのため、大学病院で定期的に鉄剤の静脈注射をしているという。

無機鉄は内服すると多量の活性酸素を発生する。活性酸素が胃粘膜に炎症を惹起して胃痛になり、胃潰瘍にもなる、だから胃の痛みを生ずるのである。それ以上に理解しておかなければならないのは、鉄剤の静注は内服よりはるかに強い副作用が出るので、絶対行ってはいけない行為だ。鉄剤静注は活性酸素が大発生して、血管内に強い炎症が起こるからである。

彼女にとって唯一救いの治療はヘム鉄の内服である。ヘム鉄は胃の中でも原則活性酸素を発生しないから、痛みは生じることは少ない。ヘム鉄が唯一彼女の症状を軽快させるのである。私は彼女へ「100%ヘム鉄のサプリメントが一番あなたに必要です、探して飲んでください、そうすれば辛い注射はしなくてよくなるかもしれない」と話した。残念なことに保険診療では無機鉄しか使えない。保険診療では彼女の貧血は治療できない。

変わる糖尿病の薬

ＳＵ剤からＤＰＰ４阻害剤へ

新薬が次々と開発されている。新薬が出ると過去に使われたものが徐々に使われなくなる。糖尿病用薬として使われるＳＵ剤（スルホニル尿素剤：インシュリン分泌を促進する）は私が医師になりたての45年ほど前には、インシュリン注射を必要とする重症糖尿病例を除くほぼすべての糖尿患者に使われていた。現在は新薬がこれに代わり、ＳＵ剤はほとんど使われなくなっている。長い実績があるＳＵ剤は私にとっては今でも捨てがたいと思われる。

しかしＳＵ剤は血中インシュリン高値を起こし、しばしば低血糖を起こすことが欠点であった。ＳＵ剤を押しのけて、糖尿病治療の主役に躍り出たＤＰＰ４阻害剤（インスリン分泌促進とグルカゴン分泌抑制作用をもつ）は低血糖を起こすことは少なく頻用されている。しかしＤＰＰ４阻害剤はＨｂＡ１Ｃ（糖尿病のコントロールの目安にされている）をわずか１％程度下げる程度で、私にはそれほど効力のある薬とは思えない。

ＳＧＬＴ２阻害薬

Ⅱ型糖尿病の新薬で２０１４年ＳＧＬＴ２阻害薬が発売された。尿中に強制的に糖を排泄することにより血糖を下げる薬効を持つのがＳＧＬＴ２阻害薬である。ＳＧＬＴ２阻害薬は糖尿病だけでなく循環器疾患の症状にも改善効果があるとされ広く普及して、臨床での使用頻度は多くなっている。健康人の腎臓は体中の血液浄化や血圧コントロールの司令塔の役割がある。生理作用の一例として血中の糖は他のミネラルなどと一緒に無作為に腎臓の糸球体から多量に尿の中へ排出され、同じ腎臓内の近位尿細管で有害物質はそのまま排出し、必要と考えられるミネラルや糖は再吸収される。尿細管で糖の再吸収を抑制して尿中に強制的に糖を排出する薬効を持つのがＳＧＬＴ２阻害薬である。

ＳＧＬＴ２阻害薬を使って、尿中の糖排泄を増やし血糖を下げるより、口から糖を入れない糖質制限の方が、腎臓に優しく自然であり生理機能にかなうと私は個人的には考えている。糖質制限を最優先の治療として、それでも軽快しないときにＤＰＰ４阻害薬やＳＧ

LT2阻害薬を処方してほしい。糖質制限は糖尿病治療で心配される低血糖を生じさせないので安全である。

高脂血症の薬などにも副作用がある

スタチン薬

スタチン薬（コレステロール産生を抑制する薬）はコレステロールを下げる特効薬として広く使用されている。70才以上の高齢者の1／4が使っている人気の薬である。開発当初はスタチン薬で血中コレステロールを下げれば心筋梗塞や脳梗塞発症の予防になると思われていた。今ではそれ程の薬効はないようだ。心筋梗塞などの虚血性心疾患の既往のある高脂血症の人がスタチン薬を使うと、心筋梗塞の再発作が少ないという利点はあるが、高脂血症だけで心疾患が合併していない人に、スタチン薬を使っても心筋梗塞の予防にはならないとの報告もある。

一方スタチン薬の副作用として体内でコレステロール生成を低下させる時に、同時にCoQ10（抗酸化作用をもちエネルギー代謝を促進する物質）の生成も低下させてしまう。CoQ10の低下は代謝障害を起こしうる。さらにスタチン薬には横紋筋融解症の副作用もある。横紋筋融解症とは手足の筋肉に炎症が起こり筋痛や筋力低下が起こる現象である。心疾患を合併しない高脂血症の患者さんにスタチン薬を投与することは、有害な副作用を考えると慎重にすべきだ。医療の現場でスタチン薬は安易に処方されすぎていると感じている。それは、私自身が横紋筋融解症になった実体験から感じることである。

某大学教授の講演会で、教授自身は血中コレステロール値正常でも、スタチン薬を毎日服用していると話されていた。また別の講演会で、ある循環器の若手医師が米国ではコレステロールは低ければ低いほど心筋梗塞予防に良いとされていると語り、さらに彼は血中コレステロールが正常値でも、心筋梗塞など循環器疾患の予防にスタチン薬はどんどん使った方がいいと断言していた。今となって疑り深く考えれば、その若手医師は医療を熟知していたのかは疑わしい、メーカーの好都合なデータの受け売りだった可能性がある。

その当時は医学会全体に、スタチン薬は多くの疾患に有効で、夢のような薬と思われ、スタチン薬の有効性への崇拝は絶対であった。日本中の内科医がスタチン薬を競って患者さんに投与していた。スタチン薬への深い知識がなかった私自身も、以前より肥満傾向があり漠然と心筋梗塞を起こすのではと不安に感じていた。軽率であったが、コレステロール値は正常であっても、スタチン薬の薬効を信じて私もスタチン薬を服用することにした。

半年以上も服用した頃のことである。疲れだるさを日々感じていた。ある日の夕方、JR駅ホームから階段を上っていたとき、半ばの踊り場で足が上がらず登れなくなり、一休止した。寝たきりになる年でもないのにと狼狽した。２分程して、充分回復しない状態であったが、奮い立つようにゆっくり上がった。上り切るために、通常の数倍の時間を要した。初めての経験であった。筋力低下した現象であり、横紋筋融解症だとひらめいたのだ。私はそれ以来、しばらくは上り下りにエレベーターの場所を探す習慣がついた。時間を要したが、今では大部回復した。しかし昔ほどの筋力はない。

我が身の体験を踏まえ、その後はスタチン薬投与の患者さんが少しでも筋力減少の訴えがあれば、スタチン薬を中止した。さらにどうしてもスタチン薬が必要な患者さんには、ＣｏＱ１０のサプリメントを併用するようすすめている。しかしながらＣｏＱ１０は実費であるから、なかなか服用していただけないのが現状である。

私自身の薬服用のもう一つの失敗

もう一つ、私自身の失敗を告白しなければならない。日頃、診療に超音波検査器を役立てている。超音波検査は無痛であり多くの疾患の診断に有用である。ある日、自分自身へプローブ（直接超音波を出してさらに超音波の反射波を受け取る探触子）を当てて下肢動脈の血流のドップラー波を測ると、下腿動脈血流の血行障害を認めた。動脈硬化による下腿動脈の狭窄である。これは大変と閉塞性動脈硬化症の特効薬のシロスタゾール（血小板機能を抑制する作用を持つ）を服用することとした。

シロスタゾールを5か月程度服用してからである。毎朝、じわじわと少量の鼻出血があった。ティシュで拭うとすぐ止まった。鼻出血以外の自覚症状はなく、大好きなチョコレートのせいだろうと最初は気にもとめなかった。ついでに言えば、「チョコレートを食べ過ぎると鼻血をだす」は単なる迷信である。一週間も続き、副鼻腔の腫瘍も考え、某病院でMRI撮影をお願いしたが異常はなかった。親しくして頂いている耳鼻科医の鯨井和朗氏に診ていただいて、シロスタゾールの副作用ではないかとの指摘を受けるまで、まったく気づかなかった。

シロスタゾールは米国でも日本でも閉塞性動脈硬化症の最良の治療薬であり、その当時、閉塞性動脈硬化症患者さんには軽症であっても、シロスタゾールの服薬を即時すすめていた。シロスタゾールによる鼻出血は薬の能書きには多数の副作用の一つとして記載してはあるが、実際には誰からも注意を受けたことはなかった。私の周りでは、私にだけ起こったようである。シロスタゾールを止めると次の日から鼻出血はなくなった。鼻血程度でよかった、頭の中で出血されてはと思うとシロスタゾールも要注意の薬だ。以来、降圧剤以外は薬はなるべく飲まない、動脈硬化症にはEPA（イコサペント酸エチル）などの栄養で治療することとした。現在、患者さんにシロスタゾールを使うことはほとんどない。

医療と薬は切り離すことはできない。そして医師の勤めとして、疾病に対して適切な薬を処方してきたつもりだ。その際副作用は頭にあるわけだが、自身が経験したことで、薬に対していわれない恐れを改めて感じた。不要な薬は処方しない、病を癒やすのに必要な薬を使用する時は、慎重に経過を見つつ、繰り返し繰り返し副作用チェックすることは必要だ。

子宮頸がんワクチン騒動がもたらしたもの

子宮頸がんワクチン

子宮頸がんワクチンが問題となっている。本来、若い女性全員へ接種するのであれば、特に安全性の確認は慎重にしなければならないと思うのだが。一般人もマスコミもワクチンしただけで子宮頸がんを予防できると思い込んでしまう。多数の女性代議士が子宮癌予防を選挙公約に掲げた関係もあり、政治的な配慮も加わり速やかに無料接種化が行われた。

冷静になって検証すると、子宮頸がんワクチンの薬剤データでは、注射したから子宮頸がんが減ったというわけではなく、子宮頸がんを起こす病原体ヒトパピローマウイルスへの血中抗体を上げるとされる。この抗体上昇が子宮頸がん発症を予防すると推測されるという。子宮頸がんそのものを予防する直接的効果の報告は一部にとどまっている。

ワクチンを注射すれば、子宮頸がんを予防できるだろうと国中が踊らされていたように思う。たしかに米国では、子宮頸がんワクチンで20才代前半の女性の子宮頸部前がん病変の発生率は大幅に減少したとの報告はあり、将来的に子宮頸がんはワクチンで減少するかもしれない。その時、子宮頸がんワクチンの効果が証明されることになる。それが判明するのは先のことである。現時点では確定的ではない。

多くの国では子宮頸がんワクチンの副作用については大きく問題視されていないようだ。副作用はあるが常に薬物はリスクとベネフィットを見比べて使用すべきだといわれている。よく考えて欲しい。癌を予防できるというワクチンの有効性を示されて、副作用についてはさらっと表示された後、リスクとベネフィットと言われれば、癌の恐ろしさを考えればワクチンを接種する方をとるだろう。

そのような心理的な弱点もあったろう。テレビ広告も頻繁で、注射をしなければ明日にでも子宮癌になってしまうのではと思い込ませるほどであった。子宮頸がんワクチンの無料化もあり、若い女性が大挙してワクチン接種に詰めかけた。私のクリニックでもワクチンが手に入らず、お断りするのに苦労した。

子宮頸がんワクチンの副作用

報告された子宮頸がんワクチンの副作用は、厚生労働省発表の重篤な症状としてアナフィラキシー、キランバレー、急性散在性脳脊髄炎や複合性局所疼痛症候群などがある。それ以外にも多彩な神経精神症状も発症していたとされる。

その副作用は注射直後だけでなく、接種後半年から一年して晩発性に発症した。ワクチンの副作用は接種直後だけと考えがちである。接種後長い期間が過ぎ忘れた頃に発症した場合、子宮頸がんワクチン関連の障害と気づかれない神経精神障害患者さんが統計に上がっていない可能性もある。それを無視し得ないほど多数の患者達や一部の医師は、子宮頸がんワクチンの副反応として問題視している。その副作用はきわめて特異で重篤な症状で、問題視するのは当然である。

これらの症状は子宮頸がんワクチン接種後症候群と呼ばれる。臨床的にも進行性であり、有効な治療法が見いだせていない。

問題発生後に、厚生労働省の研究班が全国疫学調査を行った。全国の小児科、神経内科、ペインクリニックを対象とした全国疫学調査では、12才～18才の女性が疼痛や歩行障害など20の症状のうち一つ以上が3ヶ月以上続いている患者を調査して、これら症状を持つ患者はワクチンを接種していない女子で10万人あたり20.4人、接種した女子では同27.8人と推計された。その結果として子宮頸がんワクチン接種と接種後に生じた症状との因果関係は言及できないとされた。子宮頸がんワクチンが精神神経症状を起こしたとは言えないとの結論になった。昨今は子宮頸がんワクチン接種を再び広めるべきだと声だかに言う医師も増えている。

安全には徹底的に時間をかけるべき

子宮頸がんワクチンの所為でないのなら、あれほど多数の患者がでて社会問題化したのはなぜであろう。たとえ子宮頸がんワクチンは副作用は少ないといわれても、ひとたびその副作用に罹れば通常の社会生活が困難になるほど重症な例があり、白黒はっきりしない思いがあり、子宮頸がんワクチンを接種する末端の診療の場では、ほとんど接種は行われていない事態になっている。

統計学は信頼すべき方法である。しかし統計学で証明されてもそれだけですべて解決というわけではない。疫学調査は証明不能を語るだけで因果関係の否定ではない。「統計より症例報告」という考えもある。多数例の解析より、極端な特徴をもつ有害少数例を現場で見ることの事実は無視しえない。子宮頸がんワクチンは大多数の人にはなにも問題を起こさなくても、ごく少数の体質的に弱者（遺伝的な要因も含めて）に障害を起こしたのかもしれない。子宮頸がんワクチンの問題は未だ解決したとは言えない。

製薬会社の治験データを鵜呑みにせず、少しでも疑わしければ採用しない、新たな物質に対してはそのような慎重さは欲しい。若い女性全員に注射するとなれば、もっと長い年月をかけて安全性を検討すべきであった。全員接種が原則である公費ワクチンとして採用するためには、世界中の有効といわれるデータを複数確認してから認可しても遅くはなかったと思う。２０年～３０年後の世界の子宮頸がんワクチンの予防効果を見定めてから認可しても良かったのではないか。

人類は数十万年前からワクチンを使わないで暮らしていたのだから、２０年、３０年の遅れは一瞬のことで急ぐこともない。日本はワクチン後進国だから速やかに認可すべしという圧力に屈することなく、安全には徹底的に時間をかけるべきであった。

子宮頸がんワクチンを接種する前に食生活を見直すことが必要

私個人の感想としては、接種後の副作用に右往左往するよりも、ワクチン以外に発癌を防止する根本的な病態の究明が先であると考えている。

そもそも子宮頸がんは最近急速に増加してきている。以前は子宮頸がんは30代から子宮体癌は50代からとされていたが、今では子宮頸がんは20代で子宮体癌は40代から発症し始めるとされる。以前と比べて現在は子宮癌発症のより若年化が認められている。妊婦健診時に子宮頸がんが見つかる例すらある。この早期化した発症を何とかすべきである。

子宮頸がんの原因はヒトパピローマウイルスの感染とされている。感染を防止するためには免疫力をしっかり作ることが肝要である。一般論として癌の発症誘因として遺伝要因と環境要因が考えられる。環境要因としての食べ物に注目すべきである。一般的には癌は糖質を好む性質があり、多量に摂取された糖質は癌の誘因と考えられている。糖質制限は癌予防に意義があると私は考えている。

またEPAも癌を抑制する効果があるとされている。ビタミンA、ビタミンB、ビタミンC、ミネラルやフコダインなども免疫に関与して癌を抑制する。特にビタミンDは癌免疫に大きな役割を持っている。栄養が癌免疫を作る上で大きな役割を持っている。癌予防には食生活を見直すことが癌ワクチンを人体に接種する前に必要である。

インフルエンザワクチンの副作用

ワクチンと言えばインフルエンザのワクチンで不可解な事例2例を経験した。50代女性と30代男性である。

50代女性は毎年私のクリニックで年末に注射をするのが恒例であった。有害物質に注意を払う方で、私のすすめもあり、防腐剤抜きのインフルエンザワクチンを注射していた。ところがここ2年間はワクチン不足で防腐剤抜きのワクチンは手に入らず、やむなく通常のワクチンを接種した。

1年目は接種後異常な高熱を発した。その時はただの風邪で時期を同じく罹った偶然の出来事として過ごした。2年目は接種3時間後に顔の下半分のしびれを感じた。驚いて近くの総合病院神経科を受診した。神経科の医師も意味がわからず初めての経験と彼女に語ったとのことである。当然であろう、インフルエンザワクチンで顔面下部の末梢神経の障害が起こるなど、40年間診療している私も聴いたことは無い。

ワクチンに入っている防腐剤には水銀系のチメロサールが使われている。チメロサールによる神経障害が考えられる。一過性でよかった、一週間後には症状は消失した。インフルエンザワクチンに入っているチメロサールは極少量だから問題ないであろうとする意見も聞くが、化学物質に対する反応には個人差があり、多量でも全く症状を起こさない人と、その何百分一の量でも副作用を発症する可能性がある人もいると考えるべきである。「体質的な弱者」だったのであろう、彼女には以降インフルエンザワクチンは接種してはいけないと話した。

３０代男性はインフルエンザワクチン接種後、翌日には接種部位のしこりと発赤《ほっせき》は通常ある程度であったが、接種側の肩関節と5本の指が痛むとのこと、疼痛部位の発赤はない。ワクチン注射部位から遠い組織の炎症を併発したのであった。腫脹発赤を治療する駆《く》瘀血《おけつ》剤の治打撲一方《ぢだぼくいっぽう》を処方し、数日で軽快した。ワクチン接種後の副反応が限局的でよかった。より強くより広範な炎症となれば、膠原病類似の慢性化した状態になるのである。

いろいろな職場（工場、施設、特に医療施設や高齢者が入所ないし通所している施設）などでスタッフや入所者に、インフルエンザ流行の季節前にインフルエンザワクチンの接種をほぼ強制している。インフルエンザワクチンは、副反応の有害性を考えれば施設や会社がワクチン接種を全員に強制することは好ましくない。

小児科領域では、乳児へインフルエンザワクチン以外にも多種複数回のワクチンを接種している。一時に2から4本のワクチンを両手足に接種することもある。多種類ワクチンを同時接種した後、アナフィラキシーなど重大な副作用を発症した例もあると聞いている。私は複数本の同時ワクチン接種は未成熟な小児には負担が大きいと危惧している。

18世紀末にジェンナーが種痘を発見するまでは、人工的産物であるワクチンなど使わずに、ありのままに自然界で罹患する感染にゆだねて免疫力を鍛えていた。しかしこの選択肢は現代社会には無くなろうとしている。ワクチンは慎重に評価しなければならない。100年をこえる長期の経過を見据えてワクチンの有益性と有害性を検討しなければならない。

ホルモン療法の問題点

ホルモン補充療法

医療の中でホルモン補充療法というものがある。ホルモンを治療に使うと非常に有効な場合が多く、時には必要な治療法である。しかしホルモンにも副作用があり問題を起こすこともある。生理的量以上に外部からある種のホルモンを与えられると負のフィードバックが働き、自身で作り出すそのホルモン産生量は減り、体内のそのホルモン環境は不安定となり、結果としてホメオスターシス（生体内のバランスを保っておこうとする傾向）は崩れ、代謝、ミネラルが不安定になり、心身の障害を起こしやすくなる。

本来ホルモンは代謝、成長、免疫力、ミネラルバランスなどの体内環境の調整のために、体内の各臓器で作られ蓄えられる。厳密に管理され、必要量かつ十分量のみ分泌されるのが原則である。体内で過剰に分泌することは生理的にはありえない。分泌過多などの異常があれば疾病である。ホルモン剤を患者さんへ投与するとき慎重さを求められる理由もそこにある。

夜尿症で悩む子供達は多い。最近の治療で難治の夜尿症に抗利尿ホルモンが使われるようになった。私は生命に関わるほどの重大な障害ではない夜尿症に、抗利尿ホルモンを使うことは好ましくないと考えている。

インシュリン

一般に糖尿病の治療は、インシュリンの効きを良くする薬や膵臓に働いてインシュリンを増やす薬を投与することが多い。そして糖尿病が重症化し、このような内服薬で間に合わないときには直接インシュリンを注射する治療になる。マクラウド、バンチングとベストの三人がインシュリンを発見したのは画期的出来事であり、医学の奇跡と呼ばれた。その後ペプチドホルモンであるインシュリンは糖尿病の治療の特効薬となり、インシュリンは総てに優先する切り札的評価が与えられた。つまり糖尿病治療はインシュリンを増やすか、外からインシュリンを与えるかに重点が置かれたのである。

薬物を使って膵臓を刺激して多量のインシュリンを血中に放出させれば、血糖値は下がる。下がるのは一時的だから続けざまに薬を使う。しかし連用した薬で持続的に膵臓を酷使するわけで膵臓は疲弊してしまう。ちょうど荷馬車を全速力で走らせるために鞭を打ち続けるようなものだ、そのうち馬は疲れ果てて走ることはできなくなる。どうすればいいのか。鞭を使わないためには馬に乗せている荷の量を減らせばいい。つまり糖質を減らせば、膵臓へかかる荷の負担は軽くなり薬の必要も減る。

白沢卓二氏はインシュリンは老化ホルモンと言い、インシュリンの不都合な面を強調している。現実にインシュリン過多で起こす低血糖は認知症を起こしうるし、低血糖が失明を誘発することもある。糖尿病治療については、私は一般の医師とは異なりインシュリン分泌を減らすよう導くのも、正しい糖尿病の治療だと考えている。また、極力インシュリン注射は避ける方がよいと考えている。

Ⅰ型糖尿病（膵臓でインシュリン産生が全く出来ないタイプの糖尿病）の患者さんには、インシュリン注射を打たなければ救命できないのでインシュリン注射は絶対に必要だが、注射を開始すると同時に、摂取する糖を減らす。つまり糖質制限を十分おこなって、必要インシュリン量をぎりぎり少ない量にするようにすべきである。また軽症糖尿病患者さんに膵臓を休めるためといって、安易にインシュリンを使う医師もいるが、これも止めた方がよいと考えている。インシュリンは必要な治療手段だが、使い方次第で害になることもある難しい治療法だ。

ステロイド軟膏

湿疹に対してステロイド軟膏が使われている。効果が出るのが早く有効な治療だ。しかしステロイドは湿疹を見た目の炎症を抑える効果はあるが、根本から治癒させるわけではない。強力な抗炎症作用をもつステロイド軟膏の使用は湿疹症状が悪化しているときの使用はやむをえないが、軽快すれば徐々に減量すべきである。馬油やビタミンA、亜鉛の補充など栄養に気を配れば軽い湿疹は軽快する。

実際にステロイドを使わずに治癒出来た湿疹を多く経験している。一例として喘息と重症湿疹合併患者の食事の主食を米から玄米に代えただけであったが、かゆみなどの皮膚の自覚症状はほぼ消失して、炎症後遺症の色素沈着だけが残こっただけであった。さらに嬉しいことに、喘息治療のための吸入ステロイドも使用量も半分ですむようになった。

女性ホルモン

更年期障害の治療として、女性ホルモンを使用すると自覚症状が軽快することは事実である。女性ホルモンの貼り薬など使いやすい製剤が認可されたこともあり、一時期、女性ホルモンの使用はブームになった。その後、女性ホルモン投与の重大な有害性が報告され、女性ホルモンが更年期障害の治療に対して使われることは少なくなった。和漢薬でも軽快しない、どうしても必要とされる重症更年期障害の症状軽減のために女性ホルモンが使用されるのは仕方のないことであるが、若さを保てるなどと言って女性ホルモンを使用するとき、有益性と有害性をよく見極めるべきだ。

これなども子宮頸がんワクチンと同様に、認可の前にしっかり審査をすれば、女性ホルモンが爆発的に多くの女性に使用されることはなかったはずだ。

甲状腺ホルモン

ホルモンの乱用に異を立てたが、反対に甲状腺機能低下症の患者さんの場合は甲状腺ホルモン（T４製剤）の使用は積極的に行い、その後も永続的に服用すべきである。それは甲状腺機能低下症には甲状腺ホルモン補充しか治療法は見当たらないからである。慢性疲労やうつの中には甲状腺機能低下により起こることがある。そのような症例には甲状腺ホルモンを補充すると慢性疲労やうつ症状は軽快する。

甲状腺機能低下症の患者さんは女性の１０人に１人と高頻度である。アジソン病のように副腎機能が極度に低下した状態にもステロイドホルモン補充は必須である。

吸入ステロイドホルモン

また気管支喘息などの呼吸器アレルギー疾患には、ほぼ全例にステロイドホルモンの吸入を使用せざるをえない。重症喘息発作は気道閉塞を起こし窒息死を招くことがあるからだ。喘息の重積発作やアナフィラキシーとなれば手遅れにしてはいけない。そのために予防の意味でも必要量では足りない、大発作を想定して十分量の吸入ステロイドホルモンは必要である。

当然のことだが吸入ステロイドにも副作用もある。ステロイドホルモンの抗炎症作用は一部の免疫機能を抑制することによりもたらされる。ステロイドホルモンを長期に使用すると、副腎リンパ節などの免疫系の働きが抑制される。呼吸困難が消失して喘息が安定した後に、栄養に気を配りステロイドホルモンの減量を試みるべきである。減量はしても原則必要十分量の吸入は続けるべきだ。

各種のホルモンの使用は本当に必要なのかを慎重に考え、さらに使用する前に和漢薬や栄養療法を使って、症状の是正を優先して、その後かそれと平行してホルモン剤を使用すべきと私は考えている。いの一番にホルモン治療ではなく、より安全な治療をまず行って、それでもホルモン剤の必要があるとした場合使うこととすべきだ。

風邪薬も考えよう、抗生剤、解熱剤も要注意

抗生剤

抗生剤、解熱剤についても、最近は医療機関でその使用が減っているのは喜ばしい。ヒトが感染症に罹ると、免疫は外部より侵入した新たな病原体へ巧みに反応して、経験の蓄積に加え病原体の特徴を探り、より進化した免疫能を造り上げる。より強固になった免疫能が病原体を排除して治癒に終わる。そのためには一定の時間が必要である。感染症の早期に抗生剤を投入すれば免疫系の鍛錬の時を奪ってしまい、免疫の進歩は停止してしまう。

また一方、抗生物質の乱用が原因で、抗生物質に対して耐性のある細菌が増加している。その耐性菌に罹患した老人が、肺炎で死亡する症例が増えている。抗生物質を使えば使うほど、より強い耐性菌が現れることになる。

さらに問題なのが、乳幼児などに抗生剤を投与すると、免疫や栄養を支えている腸内細菌が大量に死滅してしまうという事態が起こりうる。腸内細菌は1000種類以上あると

いわれている。腸の組織とネットワークを形成して腸内細菌は、外部から侵入する病原菌を排除する役割を持っている。抗生剤にやられて、数を減らした腸内細菌では、この役割が障害され、重症感染を誘発しかねない。

腸内細菌はビタミンや短鎖脂肪酸などを造り、我々に栄養をもたらしてくれる。さらにセロトニンやアドレナリンなどの前駆物質の合成にも関わっている。セロトニンやアドレナリンの前駆物質は脳に供給されて、知的活動を活発にしてくれる。そのようなわけで抗生物質で腸内細菌叢が破壊されれば、精神活動も障害されることがある。加えて、抗生物質で障害された腸は自己免疫疾患発症の原因にもなる。

また子供の時に抗生剤を使用すると、腸が真菌のカンジタでおかされてカンジタ症を発症することがある。カンジタ症で障害を受けた腸粘膜から有害物質が侵入して、多くの疾病を起こす。自閉症も起こしうるといわれている。

重症肺炎や化膿がひどい扁桃腺炎やリューマチ熱・腎炎などの合併症を起こす溶連菌感染症のときなど、重症の感染症には積極的に抗生物質を使用すべきだ。風邪などの簡単な感染症では抗生物質を使わない方が無難である。抗生物質の使用は感染症終了後に起こる免疫や栄養の分野での晩発性の副作用にも配慮すべきである。

解熱剤

強い解熱剤も有害と考えている医師も多い。本来、外来の病原体が侵入したとき、生体は免疫力を高めて病原体を排除する力を持っているものである。そのとき体温を高めて免疫力を高めるとされている。ほどほどの高熱が免疫力には好都合である。ちなみに老人は肺炎でも熱が上がらないことが多い。熱は上がらないからか、死亡率は高くなる。

強い解熱剤の使用は控えたい。解熱剤の副作用にも要注意である。アスピリンのように重症喘息発作を起こしたり、吐下血を伴う重症消化管潰瘍を起こし命に関わることもある。

免疫力を高めるためには清潔すぎる環境も望ましくない、周囲の生活環境に雑菌は多いほど免疫力を強くしてくれる。子供など雑菌だらけの中で育てた方が強い子供になるし、アレルギー疾患も少なくなる。キリストは馬小屋で生まれたという。私も乳小児期には牛小屋が母屋に連なっている家に住んでいたことがある。かつての農家は清潔とはほど遠かった。

あえて不潔にしろとは言わないが、清潔すぎるのはかえって有害である。多種多様な細菌と共生することが免疫を強化する。消毒薬を家中にふり撒くのはもってのほかだと考えている。消毒剤入りの石鹸など不要である。

抗うつ薬や睡眠薬、向精神薬も過量の使用はよくない

抗うつ薬

２００１年に精神科医ジョアンナ・ノンクリーフ氏は「急増している抗うつ薬の使用が、うつ病の負担を軽減しているというわけではない」と報告している。抗うつ薬は大うつ病には効果があるが、軽症うつ病にはプラセボ以上の効果はないとされた報告もある。抗うつ薬は投薬初期には効果はあるが、耐性ができ徐々に効果は薄れ、使用が長期化してうつ症状は慢性化し、効果のはっきりしないまま漫然と抗うつ薬を服用することになる。さらに抗うつ薬の副作用として興奮、不安、視覚障害、便秘、性欲減退、めまい、口渇、疲労、不眠、骨粗鬆症、不穏焦燥、体重増加などが報告されている。困ったことに抗うつ薬が自殺や暴力などを誘発することもあるとされている。

睡眠薬

睡眠薬は高齢者を中心に高頻度に処方されている。高齢になるほどメラトニンの分泌量が低下するとされている。メラトニンは睡眠を促すホルモンである。そのため高齢者に不眠の訴えが多いのは当然である。不眠に苦しむ人に睡眠薬を処方するのはやむを得ない。

しかし、薬による睡眠はしばしば通常と違う睡眠をもたらす。長期に使えば効果が薄れ、薬への依存性を高め増量につながる。また副作用があるなど、できれば睡眠薬を使わず、食べ物を調整するなどして自然な睡眠をもたらした方がよいと考えている。睡眠薬の副作用を次に掲げてみる。

1、持ち越し効果——作用時間の長い睡眠薬は、翌日の眠気、ふらつき、脱力、倦怠感をきたす。
2、記憶障害——翌朝覚醒してからの出来事を覚えていない。
3、早朝覚醒——短時間作用の睡眠薬では、早期に作用が切れて、睡眠途中で起きてしまう。
4、半跳性不眠——長期連用後、突然服用を中断すると、強い不眠をきたすことがある。脳障害のある患者では不安、焦燥、振戦《しんせん》、発汗、せん妄、けいれんなど起こす。
5、筋弛緩作用——ふらつきや転倒があり、無理に立ち歩くと転倒して骨折を起こすことがある。
6、奇異反応——睡眠薬の副作用でかえって不安・緊張が高まり、興奮や攻撃性が亢進して、錯乱状態になることもある。アルコール併用時に多い。

向精神薬

抗うつ薬、抗不安薬や睡眠誘導剤は向精神薬である。精神科疾患患者へ向精神薬を使用すると、興奮状態が一時的に抑えられる。時間が経って薬の作用が切れれば、また元の興奮状態になる。再度薬を服用する。気がつけば薬はほぼ継続的に服用が必要になり、精神科への通院は休むことなく定期的になる。悪いことに薬への耐性ができ通常の量では効かなくなってしまう。種類も量も増え、副作用がふくらむ。

多量の向精神薬の服用は高額の医療費になるはずである。しかし精神疾患患者へは公費の補助がある。それを利用すれば経済的な負担は少なく、安心して通院することができる。薬だけが必要というわけではない。人は誰でも家族以外に自分の精神疾患を理解してくれる心の拠り所を与えてくれる理解者が必要だ。闘病の支えとして、定期的に精神科医師の診察を受けることは何よりも必要である。繰り返し繰り返し通院し、長くつきあうこととなる。そうして症状の安寧が得られれば、それはそれで良い医療である。

このような治療は致し方ないのだが、まれに複数の薬から起こる副作用が増大して、それを抑えるための薬をさらに追加せねばならないこともある。追加された薬から異なる副作用が加わることもある。向精神薬自体が新たな精神障害を発生させる可能性も指摘されている。

このように向精神薬は、副作用と治療上期待した効果とプラスマイナスで相殺する程度ではないかと私は考えている。ケースバイケースだが、和漢薬と栄養療法の組み合わせの方が副作用が少なく、治療効果もわずかながら優れていると感じている。私は向精神薬はほとんど処方しないか、やむを得ない場合に最小量の使用にとどめている。

ただし、すべての精神科疾患患者さんへ向精神薬を使うべきでは無いと決めつけているわけではない。症状の激しい患者さんへは向精神薬は必要である。重症うつや統合失調症の患者さんは向精神薬を連用するのはやむをえない。向精神薬は有害だとの思い込みで勝手に自己中止しないにようすべきである。急速に向精神薬を断薬すれば、リバウンドにより危機的な症状を起こしうるからである。食事と栄養で精神症状を徐々に改善させて、向精神薬を少量ずつ減量出来ればよいと考えている。現実には、私自身は近年向精神薬を処方することはまれになっているので、向精神薬の投薬は精神科の専門医にお願いしている。

患者さんの味方である安すぎる医療もある意味で問題だ。ある程度コストが生じれば、多種類もの薬が出ると、窓口での支払いは多くなる。医師は複数の薬が医学的に必要である根拠をしっかり説明しなければならなくなる。その経過で薬を減らしたいという意識も生まれる。その結果、不必要な薬を探して減らす努力がでて、結果として適正量に減量できることもある。

ガイドラインとは

呼吸器学会、循環器学会、糖尿病学会などそれぞれの医学会が疾病の診療ガイドラインを定めている。診療ガイドラインは病気の予防や診断、処方などについて、最も良いと考えられる手順や方法を提示したものであるとされる。一般の医師はこれを参考にして治療するのである。高血圧、不整脈、痛風、風邪症候群、肺炎、喘息、胃食道逆流症、胃潰瘍、帯状疱疹、不眠症、尿失禁などガイドラインの総数は数百になる。

ガイドラインはほぼ4~5年で改訂される。糖尿病治療ガイドラインはわずか2年で改定される。医学は絶えず発展し進歩しているため改訂が必要とされる。短期間に変わることに問題はないのか。治療の大原則が、2~4年で変わる訳で、最前線の医師はそれを勉強し直し、新しいガイドラインによって薬を変えなければならない。患者さんにとってはガイドライン変更後は、今まで受けていた治療が変わる可能性がある。極端には今まで行われていた治療が誤まりとされることがあった。

かつて小児喘息治療のガイドラインに毎朝、気管支拡張剤をネブライザーという器械で吸入すべきだとされたことがあった。患児が修学旅行などでも重たいネブライザーの器械を携行しなければならない不便さがあった。今のガイドラインではネブライザーをする必要はなくなった。高価な器械を購入しても僅か数年で使う必要がなくなったわけである。ネブライザーの器械は物置の隅に捨て置かれることになった。このとき私はガイドラインは時には間違えることがあると思ったのである。

そしてガイドラインは診療上の参考程度にした方がよいと考えるに至った。本来すべての医師が疾病治療で守るべき大原則を決めるのであれば、ガイドラインは短期に改訂すべきでない。少なくとも10年や20年変えることのないしっかりした普遍的に近いガイドラインにすべきである。

毎年のように新薬が製薬会社からだされる。ランダム化比較対照試験に則った治験で有効性が確認され認可されると、製薬メーカーは治療ガイドライン改訂の際には自社の新薬をガイドラインに組み込むよう希望して、ガイドライン検討委員へ運動する。その運動のかいがあって、新薬がガイドラインの中に加えられる。製薬会社はその新ガイドラインを持って一般の臨床医へ新薬を宣伝することになる。その際は有効性は大きく喧伝するが、副作用については簡単に触れて細かく説明することはない。

製薬会社と医師は薬を供給して、それを患者に使用する関係でつながっている。その薬を使う相手は患者さんである。新薬の副作用報告を充分吟味せず、間を置かず直ちにガイドラインに加えるのは問題がある。誰のためのガイドラインかよく考えるべきである。経済的利害が優先されてはならない。できれば新薬は開発に10年以上の治験期間を必要として、さらに4~5年程度一般の臨床で使用されて、それで有効性安全性を確かめた後に、初めて疾患のガイドラインに加えるようにすべきである。慎重の上にも慎重に、時間をかけることが大事である。

かつて発売された新薬が、副作用が頻出してしばらくして発売中止に追い込まれた例もある。より長期に時間をかけて安全性を確立して欲しい。最近の新薬は長期的な安全性を充分に保証されていないように感じられる。

患者さんに使用する薬には能書きが同封されている。その中に莫大な数の副作用の疾患や症状が記載されている。医師が薬を処方するとき、よしんば、これら副作用で患者さんが苦しんでも、納得した上だから、責任の所在は製薬会社にはなく、処方する医師と納得してその薬を受ける患者さんの責任ですよと語っているようでもある。特に医師の責任はより重い。医師は新薬発売後の副作用情報などしっかりチェックして、一定の期間が経って市場で頻用されているかを検討することは必要である。頻用されていればその薬の効果や副作用は他薬より優れていると考えてよいだろう。その点を加味して、私は最低2年間は新薬を使わないこととしている。

残念なことに、疾病治療のガイドラインの多くには和漢薬や民間療法を取り入れていない。その理由として和漢薬は治験という調査をしていないからエビデンス ベイスド メディスンが無いとされる。エビデンス ベイスド メディスンで認可された新造化学物質の方が、数百年、日本人が使い続けた和漢薬より信頼されているのである。一論文で作られたエビデンス ベイスド メディスンで飾られた新薬を盲信してはならない。一度エビデンス ベイスド メディスンが認められると、再評価することはほとんどない。

日本古来の民間薬や、生薬や古くから食べられてきた食品など、長く身近にあったものほど安全な薬なのだ。私は世界基準から離れ、地域地域に即した民間療法もガイドラインに入れてもよいと考えている。日本の医学会は右にならえとアメリカ医学会に多くを依存しており、日本古来の民間療法など入り込む隙などない。アメリカ医学会は製薬会社と繋がって、薬物中心の医療になっている。

政治の世界では与党と野党が多様な意見をだし競い合っている。ガイドラインにも多様な選択肢を提供してもよいと思う。金子みすゞの詩にあるように「みんな違ってそれでいい」。病気の治療法は一つに決めつけるより、個々の医師の受けた医学教育により異なる治療法があってもよい、個々の医師の得手不得手で治療法が異なるのもあたりまえである。ガイドラインで治療法を制限すべきではない。和漢薬や栄養にこだわる治療法を患者さんに勧めてもいいだろう。患者さんが一つの医療に納得できなければセカンドオピニオンを求める権利はある。

もし栄養や和漢薬を中心とした医療で病状が思わしくない場合は、他の治療法を選択すればよい。逆に西洋医学になじめない患者さんには、和漢薬や栄養医学に治療手段を求めることも認めていただきたい。栄養医学以外にも理学療法、鍼灸、色彩治療や土着の医療など多種多様の代替医学も時には必要な医療である。

現代医学の限界

西洋医学の有用性は明らかであり、西洋医学は多くの命を救ってきたのは確かだ。外傷、癌治療、腸閉塞、消化管出血、大動脈瘤などに対しては、外科手術は絶対必要である。心筋梗塞に対応する心臓カテーテル治療、重症肺疾患に対する人工呼吸器治療、腎不全に対する透析療法もなくてはならない。これらの治療を怠れば患者さんは死に至る。５ｍｍの肺がんを診断できる高性能ＣＴスキャンは、４０年以上も前の診断学が原点の私にとり、もはや神業と言える。

日本中の医療機関で処方される医薬品はその大部分は有用である、当然、私も多くの医薬品を使用している。膠原病疾患へステロイドの使用は必要である。気管支喘息発作へのステロイド吸入療法や交感神経刺激剤なしでは、喘息発作が重症化してしまうし、重症喘息の患者さんは、ステロイド吸入を数日忘れただけで命すら危うくなることもある。

高血圧を治療するには降圧剤が必要である。虚血性心疾患にはニトログリセリン製剤が有効である。重症糖尿病患者さんが定時のインシュリン注射をし忘れると昏睡死の危険すらある。このように多くの薬が患者さんの苦しみを救っている。間違いなく医薬品が医療本体を支えているのであり、これからも疾病治療の中心は西洋医学である。

そうはいっても無尽蔵に新薬を作り続ければいいというわけではない。厚労省の新薬認可作業には慎重さを求めたい。最近、新薬の審査は以前よりも迅速になったとされる。スピードアップは改善というより拙速の可能性もある。新薬に対してはもっと時間をかけて副作用を検討していただきたい。新薬認定に際しては、製薬会社の治験データを鵜呑みにせず、副作用について、今より厳しい目で認可のハードルを高くしていただきたい。

認可された薬は実診療で使われる保険用薬となる。莫大な数の保険用薬が登録されている。その中には治療効果の点で能書きに書かれたほどの効き目のない薬がある。効果のない薬、効果はあるが有害な副作用の大きい薬など、これらは不要な薬であり、患者さんに投与すべきではない。無数の保険用薬の中に探せば廃止すべき薬は多い。実際一部で薬の再評価がなされ、販売中止になっている。さらに厳しく再審査して、効果の少ない薬は廃止する必要がある。

厚生労働省は医師が行う手術を含めた処置料、使用する薬価や診察料を保険診療で日本全国で同額に定めている。自分はスーパードクターだから手術料は数百万円いただくとか、効く薬だからと勝手に倍の金額を要求することはできない。厚生労働省は保険診療の対価を2年ごとに改定している、改定するというより、一方的に診療費用を下げている。特に薬に対しては厳しく、製薬メーカーの利益が出ないところまで薬価を下げている薬もある。保険診療に使われる医薬品の薬価を下げて製薬会社を苦しめるより、良い薬の薬価を高めて、効果の少ない薬や副作用の大きい薬を廃止するほうが製薬会社や国民のためである。これが医療費削減の王道と私は考えている。

現代医学は診断重視で分析的である。各臓器別または原因別に分類され、細分化され疾病として診断される。さらにサブタイプに分類することが診断のプロセスであり、診断が定まればその病態に有効とされる処方薬が決定される。

例示すると、呼吸器疾患は先天性、後天性、良性、悪性、感染性、アレルギー性、放射能性、薬剤性、細菌性、寄生虫性、ウイルス性などの成因が重視される。それぞれの名の下に、肺炎、気管支炎、肺結核、気管支喘息、じん肺、肺がんや肺真菌症など症状に合わせて病名がつけられる。

病名がつけば、他の肺疾病を除外しそれぞれ別の病態と考え、確定診断と断定され治療が決まる。細菌性肺炎気管支炎ならば鎮咳剤、解熱鎮痛剤に加えて原因菌に有効な抗生物質が投与される。肺結核と診断されれば、抗結核薬を長期に服用しなければならない。アレルギーが原因である気管支喘息には、気管支拡張剤やステロイド吸入などが使用される。私は病気の原因は必ずしも細菌・ウイルス・アレルゲンなど外部から侵入する病因によるばかりではないと考えている。外因より内因の方が疾患発症の誘因として大きいと考えている。すべての疾患は細胞の障害から生じる。細胞内の機能障害があって、それにつけ込むようにして外部から病原因が入り込み疾病を引き起こさせるのである。細胞レベルの障害から代謝異常や免疫異常を起こし、多様な症状や疾患に進行するのである。すべての疾患は細胞の脆弱性に基盤をおいている。

現代の医療は発展途上でまだ未完成なままであり、医療に全幅の信頼を置き、絶対化するのは無理がある。特に薬物療法については治験程度で薬効が確立できたと受けとめるとしたら、危うさは残る。薬物だけで医療が賄えるとすべきではない。工業製品から生まれた薬への依存を減らすべきである。西洋医学を一本の軸足として、さらに食べ物・栄養や生薬の活用をもう一本の軸足として加えることでより良好な治療成果を生むだろうと考えている。

西洋医学も食事療法を重要視しているとされる。しかし私の立場からすると必ずしも適切とは思えない場合もある。細胞機能の維持に必要な肉の脂肪・レバーやプリン体食品は、西洋医学の食事療法ではある種の疾病では時として有害といわれる。糖尿病にカロリー制限、高血圧に塩分制限、痛風にプリン体制限、高脂血症に脂質制限、腎不全にタンパク制限が西洋医学ではすすめられている。しかしこれら制限を励行すれば、細胞機能の維持が困難になる。それゆえ西洋医学の食事療法は栄養の隅々へ注意を払っているとは言えない。

栄養を制限しすぎることはかえって有害となることがある。それは細胞に活力を与える栄養素が不足する事態を招くからである。本来健康維持に動物性脂肪は必要であり、レバーや白子のプリン体の栄養は有益であり、塩分も岩塩のようにカリウム・マグネシウムなどと一緒にとり、過剰な摂取でなければ体に必要である。

さらに問題とすべきは、西洋医学の食事療法では糖質過多やトランス脂肪酸過多の現代のお菓子事情や、遺伝子組み換え食品の有害性の事実に正面から向き合うことが少ないのである。

医療は総合的立場から

和漢薬、代替医療で補完を

和漢薬、分子整合栄養医学など代替医療の有用性には注目したい。

たとえを言えば、和漢薬や分子整合栄養医学は、ぼんやりとではあるが森を見ようとする。西洋医学は木を正確に評価しようとする。和漢薬や分子整合栄養医学は、ぼんやりとではあるが大局を見ようとする。西洋医学は小局に対処するのに優れている。患者さんを大局的にとらえる和漢薬と分子整合栄養医学の二体系の違いはなんだろう。

和漢薬は医聖張仲景などにより体系づけられた、紀元前から受け継ぐ経験的な生薬の組み合わせによる古代からの伝統医術である。分子整合栄養医学はライナスポーリング氏やホッファー氏により始められた生化学に依った近代的栄養医学である。医術が低級で医学が高度だと言ってはいけない。この両者に上下はなく根本的に体系が異なるだけである。この両者は古代の医術と最新の医学で科学知識の尺度で比較すれば対極にある。和漢薬診療は科学的には裏付けしづらいものである。分子整合医学は人間科学そのものである。

この両極端に異なると思われる医療である両者は補足しあうこともできる。和漢薬診療の手法である舌診により栄養の障害を推察することができる。和漢薬と栄養療法の組み合わせは、時として医療現場において西洋医学に匹敵したり、さらに西洋医学を凌駕することもある。

未病の段階で発病させないために

未病の段階で治癒せしめて、発病させない心がけが必要である。未病を早期に察知して食事・栄養や運動療法に注意を払うべきである。進行して疾病領域に入っているのなら西洋医学のみに頼らず、和漢薬や分子栄養医学などを含めた医療をすすめるべきである。

医療には診断が最も重要であり、代替医学の診断では不明確不正確で近代医学の世界には受け入れられない、その上診断名が無ければ一貫した治療方針が立たないのではないかと指摘する医学関係者もいる。私は近代医学による診断学はもちろん必要であり差し置くことは出来ない。ただ、診断の過程で病因を一つに絞りピンポイントに決めつけるべきとすることには賛成出来ない。病態を狭い範囲のこととして診断したり細かく分類するのは大きな意味を持たないと考えている。

多くの病態は固定的で変化のない状態ではない、全く別と考えられる疾病へと変わりうるものである。気管支炎と思われるものが肺炎になったり、喘息にもなるのであると言えば、そういうこともあるとして納得していただけるだろう。気管支喘息はアレルギーとしての面をもちアレルギー性喘息とされ、感染症にも関われば感染性喘息とされ、心因性要因も関係していれば心因性喘息などと分類される。これらの原因による分類は大きな意味はないと言えば、そのような考えもありうると許容していただけるかもしれない。

しかしながら喘息、うつ、糖尿病など全く別の診断がついていても病態は共通の病因により起こっていると言えば、即座にそのようなことはないと大多数の医療関係者は否定するであろう。

概略的にとらえれば、喘息、うつや糖尿病など別々と考えられる疾患の発症原因の背景には共通した代謝障害が存在しているのである。この代謝障害を未病状態ととらえてもいいだろう。この代謝障害は誤った食べ物の摂取と栄養の欠乏で起こり、正しい食べ物を摂り栄養を補充して治しうるのである。つまりすべての細胞をみずみずしくして元気にすれば、このような病気は治しうるということである。

このところを第4章・第5章で詳しく述べたい。その前に栄養の重要性について第3章で考えていきたい。

第3章　ヒトの体と栄養、そして和漢薬とのかかわり

栄養はすべて海と大地からくる

栄養はすべて海と大地から食物連鎖を通して摂取するものである。ミミズは土を食べ多量の糞を出し、土を耕しながら地中の養分だけで生活している。優れた胃を持つ牛は草だけから大地の栄養を得てあれだけ大きな体を維持している。ヒトも土を食べるだけで生きていければいいのだが、そして野原の草をむしゃむしゃ食べて栄養的に間にあえばよいのだが、ヒトはそうはいかない。ヒトは基本的には肉食で、ビタミン、ミネラルやその他の栄養を肉魚から摂取しなければならない。さらに土を食べる代わりに、大地の栄養を吸い上げた野菜が必要である。

第1章で述べたように、その野菜が問題だ。60年前、野菜作りの肥料はその多くが人糞であった。糞便には鉄、ミネラルが豊富で理想的な肥料であった。現在は衛生上の理由で人糞を直接肥料に使うのは禁止されている。そのため野菜作りは化学肥料に依存している。化学肥料としては窒素、リン酸、カリがあれば野菜は育つのである。だが鉄分はどうだろう、ほとんど期待できない。1／10とも1／20とも言われる。亜鉛や銅なども少なくなっている。見てくれは良いが栄養的にはお粗末な野菜になっている。

健康に気をつけているから野菜はいっぱい食べていると自慢げに話される方もいる。残念なことに、その方は栄養素の細った野菜を多く食べただけで、栄養的には不十分と言わなければならないし、栄養失調になっている可能性が高い。そのような方には、本書で栄養療法と言っている栄養食品（サプリメント）の必要性も生じる。また植物鉱物の栄養成分を煮出して作られる補剤系の和漢薬摂取も有用となる。

人体の構成栄養について

人体の組成で一番多いのが水であり、６０％をしめる。水を除くとタンパク質４３％、脂質４５％、無機質とビタミン１１％、糖質はわずかに１％のみである。一方、ヒトが食べる食物の組成は水を除くとタンパク質１６％、脂質１１％、糖質６８％、無機質とビタミン５％である。

体組成の中の糖質率と日々摂取する食物の中の糖質率の数値は大きく異なっているのである。食事においては糖質が大半を占めている。本来ならば体組成と同様な比率で構成された栄養成分の食事が好ましいはずである。まったく同じでなくともせいぜい糖質が現在の半分の３０％程度であってほしいと私は考えている。そのためには主食を減らし、タンパク質、脂質や食物繊維を増やした食事が好ましい。

臓器と細胞

人体は皮膚・骨格系・筋系・脈管系・消化器系・呼吸器系・泌尿器系・神経系・内分泌系・感覚器系により構成されている。動物として走ったり、獲物を捕まえるのに筋骨格系が働く。その時に適切に判断するのが感覚器で、行動を指示したりその体験を記憶したりするのが神経系である。それらを支える栄養を取り込むための臓器として消化器系がある。消化器には体の6割の免疫担当細胞が集まっている、腸内細菌の力を借りて免疫細胞や免疫グロブリンを作り体中に送り出している。肺炎・喘息・肺がんなどの疾患へ対応するのが免疫細胞や免疫グロブリンである。これら疾病の予防や治癒力が腸管の免疫力に依存していると言っても過言ではない。

脳、肺、心臓、胃腸、腎臓、肝臓、膵臓など臓器の形や役割は分化しているが、臓器はすべて細胞で組み立てられている。すべての臓器の基本となる細胞の営みは本質的に同じである。細胞として同じ栄養素を必要として、同じ排泄物を出す。細胞が活動するためにはすべての栄養が満たされなくてはならない。各臓器の細胞は生命分子といわれるもので合成された物質で構成されている。

生命分子は①水、②タンパク質、③核酸、④脂質、⑤糖、⑥ビタミン、金属イオンである。細胞内の生命分子は元は摂取した食べ物から作られている。水と金属イオンは厳密には分子ではないが、分子と同等な働きをするため生命分子として一緒に考えられている。生命分子は栄養として摂り入れられたものと体内にすでにあったものを合わせたり、一部を削ったりして作られている。

これら生命分子の働きで細胞に機能が生じる。遺伝情報の発現、代謝、自己増殖、環境応答、細胞分化などの機能である。どの細胞にも核があり、エネルギーを供給するミトコンドリアがある。細胞内で栄養や廃棄物を輸送するシステムが活発に働いている。細胞を活発にして、それぞれの臓器が効率よく働くためにも正しい栄養が不可欠である。

特に細胞の膜はタンパク質と脂肪で構成され、外部からの情報や物資の受け渡しという大事な役割がある。細胞膜は柔軟で取り込みに選択性があり、有害な物は取り込まない。膜を構成している脂肪酸構成はオメガ3系脂肪酸とオメガ6系脂肪酸の正しいバランスでできていることになっている。もしバランスが崩れると細胞機能は傷害を受ける。この傷害が進むと、細胞は死んでしまう。現代人の食事にはオメガ6系脂肪酸が多く、オメガ3系脂肪酸が少ない。すでに多くのヒトの細胞膜の構成脂肪酸のバランスは崩れかけていると考えられる。

脳の栄養

脳を構成する物質はタンパク質と脂肪が半々である。神経伝達物質としてアミノ酸が使われる。これらを動かしているのはタンパク質でできた酵素である。脳内伝達物質のバランスの良い分泌が神経活動に不可欠である。酵素を活性化するためには補酵素・補因子としてナイアシン、葉酸、ビタミンB6、ビタミンC、鉄、銅、マグネシウムなどがふんだんに必要である。

脳の構成要因として糖質はほとんど使われていない。脳内では糖質はエネルギーとして使われるが、脂質からもケトン体が作られエネルギーとして使われる。常識では脳のエネルギーは糖質と思われているが、実際には糖質は脳内エネルギーの一部でしかない。

糖質について

古来、日本人は米を玄米か半つき米として食べていた。江戸中期以降、江戸、大坂、京都では白米を好んで食べる習慣が定着して、白米への偏食が脚気をもたらした。脚気は下肢の関節の神経反応が鈍り、浮腫を生じ、神経機能が傷害され、ついには脚気衝心といわれる心不全で死亡する。江戸へ働きに来た者が脚気になっても、故郷に帰ると治ることから「江戸病み」とされた。

精製された糖質は摂食後、血糖を急速に上げ、その反動で高インシュリン血症を起こし、低血糖症を誘発する。血糖が異常に低いと細胞機能を傷害する。血糖が下がると血糖を正常値に戻そうとするために、アドレナリン、グルカゴン、副腎皮質ホルモンを救急出動させる。そうなるとホルモンバランスが崩れた状態になる。こうなると自律神経失調症に陥り、動悸、息切れや感情の爆発など行動異常も起こる。くり返す低血糖は副腎機能不全にもなる。脳は低血糖の苦しみから逃れるために、より多くの糖を食べるよう指示を出し、そして口から糖の摂取を繰り返すことになる。結局、砂糖依存症となる。

桜沢如一氏は「砂糖はアヘンより致命的で放射能の死の灰より危険な毒である」と言っている。この言葉はショッキングであるが、まさに適切な表現である。白米、上白糖、小麦粉などの精製された糖質は有害である。

タンパク質・アミノ酸について

タンパク質はアミノ酸が多数結合した化合物である。人体内に10万種あるといわれている。遺伝子情報でタンパク質が作られ、タンパク質が集まって、臓器や体ができる。筋肉・皮膚・酵素・ホルモン・免疫抗体・ヘモグロビン・目で光りを認識するロドプシンなどすべての体の主成分がタンパク質であり、人体を構成する一番大事な栄養素である。

常にタンパク質は合成と分解をくり返し、新しいタンパク質に変わる。古いタンパク質は分解されて、アミノ酸になり再利用されたり、エネルギーとして使われる。常に消耗しているのでタンパク質は、毎日補充されなければならない。特に運動時や成長期は多量のタンパク質が必要である。タンパク質は肉卵魚など動物性食品に多く含まれている。タンパク質の代謝にはビタミンB群が必要で、特にB6は一番重要である。

タンパク質は20種のアミノ酸から出来ている。そのうち体内でまったく合成されないか、合成がほとんど出来ない9種のアミノ酸を必須アミノ酸と呼んでいる。9種の必須アミノ酸が適切な割合で含まれたタンパク質でないと体内の利用効率は悪くなる。

食品の必須アミノ酸組成が理想的な状態と比べて、タンパク質の栄養価を算定した数字をアミノ酸スコアという。そのスコアは肉、魚、卵は100である。一方、白米は61、薄力粉42、大豆100である。人は体重1kgあたり1g以上のタンパク質が毎日必要であるといわれる。卵1個あたり約6gのタンパク質が摂れる。牛肉100gあたり加熱処理をするとタンパク質は8gしか摂れない。1日に必要なタンパク質を摂るためには、極論だが卵だけで食べると一日10個、牛肉だけで食べるとしたら一日800gも食べなければならないことになる。日々の食事で多くの食材からタンパク質を摂取することを心がけなければならないことがご理解いただけるだろう。

脂質について

脂質は脂肪酸とグリセロールが結合した高分子化合物である。脂質の役割はエネルギー源として使われたり、細胞膜を構成したり、ステロイドホルモンの材料となったり、脂溶性ビタミンの貯蔵場所としての働きなど重要な役割を持つ。

体内の脂質の種類としては、中性脂肪（単に脂肪と呼ばれ脂肪組織やリポタンパクとして血中にある）、リン脂質（細胞膜や核酸などの生体膜の構成成分になる）、糖脂質（細胞膜の構成成分になっている）、コレステロール（生体膜を構成したりステロイドホルモンを作る）などがある。

脂肪酸は飽和脂肪酸と不飽和脂肪酸がある。飽和脂肪酸は安定している。不飽和脂肪酸はオメガ3系不飽和脂肪酸とオメガ6系不飽和脂肪酸がある。中鎖脂肪酸も注目されている。とにかく脂質については多種多様で複雑な脂質代謝が我々の体を支えてくれている。

生きていくのに不可欠の物質である。体内で脂質は体の構成成分として、また免疫に関わったり、さらにエネルギーにと急速に変化するものである。

特に注意すべきことは、体に良い脂肪酸と悪い脂肪酸があることである。前者は飽和脂肪酸やオメガ3系の脂肪酸で多めに摂取すべきで、後者にはオメガ6系の脂肪酸などであり減らした方がよい。後者の中で最も有害な脂肪酸はトランス脂肪酸とされている。

ビタミン

体内で合成できない、ミネラルと異なる有機物である。13種類あり体の機能を調節する。脂溶性と水溶性がある。脂溶性はビタミンA、ビタミンD、ビタミンE、ビタミンKである。水溶性は9種あり、ビタミンB1、ビタミンB2、ナイアシン、ビタミンB6、ビタミンB12、葉酸、パントテン酸、ビオチン、ビタミンCがある。そのほかにもビタミン様物質としてイノシトール、コエンザイムQ10、コリン、パラアミノ安息香酸、ビタミンP、ビタミンUなどがある。

ビタミンA

脂溶性ビタミンで約50種類あり、成長促進作用、皮膚粘膜の維持、生殖機能維持、味覚聴覚視覚機能の維持、抗酸化作用、白血球を作るなどの効果がある。レバーには桁違いに多く含まれている。欠乏症としては目の乾燥、視力低下、下痢、免疫低下などがある。

ビタミンB

B1、B2、B3（ナイアシン）、B5（パントテン酸）、B6、B7（ビオチン）、B12、葉酸などがある。あらゆる種類の酵素の補酵素として存在する。ビタミンB群は相互に作用しあっている。そのためサプリメントとして服用するときはすべてのB群（8種）を一緒に摂取すべきである。経口摂取したビタミンB群は体内で活性型に変換されて機能を発揮する。

［ビタミンB1］炭水化物の代謝を促す補酵素として働き、神経機能を正常に保つ。欠乏症としては疲労、脚気、ウエルニッケ脳症（運動失調、意識障害、健忘）などがある。

［B2（リボフラビン）］炭水化物、脂質、タンパク質の代謝を促す、過酸化脂質の消去を助ける働きもある。欠乏症としては成長障害、口角炎、舌炎、咽頭炎、皮膚炎などが

ある。

［B3（ナイアシン）］炭水化物、脂質、タンパク質の代謝にかかわる。欠乏症としては皮膚炎、神経障害、ペラグラなどがある。

［B5（パントテン酸）］炭水化物、脂質、タンパク質の代謝にかかわる。コエンザイムQ10の構成成分になる。欠乏症としては成長障害、体重減少、副腎障害などがある。

［B6］タンパク質代謝に重要。神経伝達物質の合成にも必要。欠乏症としては神経症状や貧血などがある。

［B7（ビオチン）］腸内細菌により合成される。皮膚を健康にする働きがある。欠乏症としては皮膚炎や乾燥肌などを起こす。

［B12］造血作用、核酸合成、神経細胞機能維持に働く。欠乏症としては悪性貧血や神経障害、不安、幻覚、記憶障害、行動異常などがある。

［葉酸］赤血球や核酸合成に関与して、妊婦に重要。欠乏症としては巨赤《きょせき》芽《が》球性貧《きゅうせいひん》血《けつ》、うつ病、胎児の神経障害などがある。

〈イノシトール〉脂肪の代謝にかかわり、脂肪肝を予防する。

〈コエンザイムQ10〉抗酸化作用がある。

〈コリン〉高血圧や動脈硬化を予防する。

〈パラアミノ安息香酸〉成長促進などに効果がある。
〈ビタミンP〉ビタミンCの働きを助ける。
〈ビタミンU〉胃十二指腸潰瘍の予防と治療。

ビタミンC

コラーゲンの合成促進、鉄吸収促進。ビタミンCは癌細胞を抑制する。風邪症状を治す。欠乏症としては鼻血、内出血、歯肉炎、肌荒れなどがある。

ビタミンD

ビタミンDは皮膚にあるコレステロールの一種が紫外線で合成される。しかしこのように体内で合成される量は少なく、高齢者では合成される量がさらに少ない。食事やサプリメントで補充するべきである。免疫力、骨代謝、腸を整える。カルシウム代謝を活発にする。インフルエンザ感染や癌を抑制する効果もある。アルツハイマー予防効果も期待されている。アレルギー抑制効果も期待されている。花粉症に著効することがある。欠乏症としては乾癬、骨軟化、骨粗鬆症、成長障害、自己免疫疾患、感染症、うつ病、アレルギー疾患などがある。

ビタミンE

8種類ある。アーモンドなどの種実類や油脂類に多く存在している。抗酸化作用、抗がん作用、免疫力増進、脂質代謝改善、動脈硬化抑制、自閉症予防、花粉症、喘息アレルギーの予防、炎症を抑制する。老化の防止等も期待できる。欠乏症としては赤血球が弱くなり溶血する。動脈硬化が進行する。

ビタミンK

2種類ある。出血を止め、骨形成にもかかわる。腸内細菌で作られるため、抗生物質を連用すると不足することがある。欠乏症としては骨粗鬆症や、新生児脳出血などがある。

ミネラル

化合物ではない微量栄養素である。人体は元素レベルでみると、炭素、水素、酸素、窒素が95%以上を占める。この4つを主要元素という。栄養素としてのミネラルはそれ以外の元素をさす。酵素や補酵素の成分になる。

カルシウム

骨や歯の主成分で、多くの体の機能とかかわる。神経伝達や筋肉の収縮を正常に保つ働きがある。天然の精神安定剤ともいわれる。欠乏症としては骨粗鬆症、高血圧、動脈硬化、肥満などがある。

マグネシウム

歯や骨の形成に必要である。カルシウムと互い協力して機能し、排泄される時も関連がある。血圧や筋肉の働きが正常になるよう調節している。睡眠を補助する。免疫システムの維持、神経を適切に働かせる。心拍を規則正しくする。タンパク質を合成する。欠乏症としては骨粗鬆症、神経疾患、精神疾患、心疾患、不整脈、食思不振、けいれん、疲労、筋力低下、神経過敏、頭痛、うつ病などがある。

ナトリウム

カリウムとともに体内の水分量を調節する。筋肉の興奮を抑える働きもある。欠乏症としては筋力の低下、けいれんを起こす。

リン

カルシウムと結合して骨や歯の主成分になる。エネルギー代謝にかかわったり細胞膜の構成成分になったりする。

カリウム

ナトリウムとバランスをとって、体内の水分量を調節する。心筋や筋肉の働きを正常に保つ。カリウムは天然の降圧剤である。

鉄

ヘモグロビンやミオグロビンの成分で、赤血球は血流により酸素を全身に運ぶ。筋肉内にも酸素を取り込む。欠乏症としては精神発達の障害、異食性、識別力の障害、息切れ、頭痛、貧血、運動機能障害、免疫低下、低体温、集中力低下、イライラ、学習能力低下を起こす。

亜鉛

遺伝子やタンパク質の合成や代謝を促す酵素やホルモンの構成成分になる。免疫システムを助ける。味覚と嗅覚を制御する。成長や生殖に重要である。欠乏症としては細胞分裂の障害、成長障害、免疫機能低下、創傷治癒障害、貧血、脱毛、下痢、食欲不振、味覚障害、記憶力減退、認知機能低下、行動障害、うつ病等がある。

銅

鉄がヘモグロビンに合成される時に必要な酵素の構成成分、活性酸素を除去する働きもある。過剰症でもうつ病を起こす。欠乏症としては貧血、高血圧、下痢、免疫機能低下、心電図異常を起こす。

セレン

活性酸素を分解する。甲状腺ホルモンの活性化にも働く。欠乏症としては心筋症や皮膚の異常を起こす。

クロム

炭水化物や脂質の代謝に関与して、インシュリンの利用効率を高める。

マンガン

骨、炭水化物・脂質など代謝にかかわる酵素の成分である。

モリブデン

尿素の代謝にかかわる酵素の構成成分であり、老廃物の排泄に重要。

ヨウ素

甲状腺ホルモンの構成成分として働く。

リチウム

気分を安定化させ、神経伝達を制御する。欠乏症としては自殺、暴行、殺人にかかわるとされる。

これらのビタミン、ミネラルはその一つが欠けても、成長障害、免疫障害、神経障害、精神障害、代謝障害、皮膚の障害、知覚障害、造血障害、抗酸化力障害、副腎機能障害、骨粗鬆症、不妊、学習障害、非社会的行動を起こす。ビタミン、ミネラルは必要量と考えられているよりはるかに多くを、摂取したいものである。

健康を維持するためには、まず一番にタンパク質・脂質・ビタミン・ミネラルなど栄養は足りているのかを考えるべきである。糖は大多数のヒトが摂りすぎであり欠乏を心配する必要はない、糖をいかに削るかを工夫すべきである。さらに欠乏している栄養補充のためにサプリメントは有用である。そして病態に即した和漢薬も活用すべきと私は考えている。

第4章　心身の障害をどう治すか

現代医療で診断がつかなければどうなる

現代医学における診断は数値化、画像化の具体的な情報に依存している。数値化とは赤血球数のような数字で貧血の状態を表す。ＧＯＴ、ＧＰＴなどの酵素量で肝臓機能を測る。コレステロール、血糖などで栄養状態を推測する。ＣＥＡは悪性腫瘍にかかわる数値である。ＲＡＳＴｓｃｏｒｅはアレルギーに関する数値、肺活量は肺機能を表す。膠原病を調べるときのＬＥ細胞やＲＡテストなども診断に使われる。画像化とはレントゲン撮影、ＣＴスキャン、ＭＲＩ、超音波検査、心電図検査、脳波検査、病理組織の顕微鏡所見、ファイバースコープによる胃カメラや気管支鏡所見、さらには皮膚病変の写真撮影所見なども皮膚疾患の経過観察に用いられている。これらは科学のテクノロジーの進歩によりもたらされた高度な現代の医療である。

これら具体化された情報を駆使しても診断がつかなければ、患者さんの病因は疲れやストレスと告げられる。明確な診断がつかず、治療法が確定しない。行き場のなくなった患者さんはドクターショッピングが始まる。訴えが痛み、痒み、息苦しい、だるいなど具体的なものでない場合、例えば、眠れない、疲れて仕事へ行けない、体調が悪く辛い、生きているのが辛い、体の中に異常な感覚があるなどは精神科や心療内科へ紹介される。

精神科、心療内科では血液検査は行われず、簡単なアンケートでうつと診断され、さらにそれらしい症状が認められれば、統合失調症と診断されることもある。このように西洋医学のテクノロジーで明確にできなかった病態は体の病気と診断されない。体と心はまったく疾患として分離され、病因が共通しているとは考えず、体を診る医師と心を診る医師が交わることはない。そして治療は別々に行われる。

心の病は体から

心身一如

「心の病は体から」と昔から考えられてきた。疲れているだけで、身体に何らかの不調があるはずである。診察のスキルを高めて、心と身を一体化した病態を解明することが必要である。そして心の疾患も身体的障害から生じる疾患ととらえて治療を行うことができると考えるべきである。

幸い和漢薬には七情《しちじょう》といって「喜びすぎると心を傷つける」「怒りすぎると肝を傷つける」「思考がすぎると脾を傷つける」「悲しみ憂慮しすぎると肺を傷つける」「恐怖、驚きの病態がすぎると腎を傷つける」など、心の病へそれなりの和漢薬の診断と対処法を持っている。

一例として、実証《じっしょう》（中医学と日本漢方では定義が異なる。本書は日本漢方の意味である。実証とは体力が充実した状態で病気に抵抗していく力が強い状態。虚証はその反対で体力が落ち込んで弱い状態をいう）の人には四逆散《しぎゃくさん》や、虚証《きょしょう》の人には抑肝散《よくかんさん》などが処方される。しかも和漢薬は心身一如として体と心を分け隔てることはしない。

私は通常の薬に加え和漢薬も使っている。和漢薬は証をみて投薬する医学である。しかし難解な理論によっている。私は舌診や口訣《くけつ》（漢方名医の言い伝え）を参考にしている。さらに和漢薬素材に注目している。草木、鉱物、昆虫、膠、骨、菌糸など広範な自然素材からなる。それら生薬に水を加え長時間加熱し、薬用成分を煮出して服用するものである。

体の中では、生命分子（栄養成分）が組み合わされて作られて、さまざまな機能を有する物質が無数に存在する。生命分子として使われるタンパク質・脂質・ミネラル・ビタミンなどを各臓器に十分量供給することが必要である。一部の先天性疾患はある種の酵素の欠損により起こされることが証明されている。

私の類推であるが、原因不明といわれる難病の成因のなかには、生体内で生命分子で合成される物質の欠乏の可能性があると考えている。原因物質は一つとは限らない、複数あるかもしれない。つまり生命分子の欠乏は、心身を障害させる。後述する栄養医学（分子整合栄養医学）も心身一如である。

和漢薬にある生命分子（栄養成分）の働き

精神活動の障害や精神の落ち込みなど、通常の医療で治し得ない病は一括して心の病とされる。そこで病因の科学的追求は止まる。

個々の症例で、無数にある物質の中から病気の原因となる欠損物質を同定するのは困難な作業である。それでも不可能であるとも言い切れない。無数の物質は元を糾せば生命分子であり絞られるからだ。

患者さんの精神症状のみでなく、身体的症状を細やかに聞きただすことにより不足物質を推測できることもある。例えば、頭痛があれば鉄の欠乏が疑われ、むくみがあればビタミンBの欠乏が疑われる。不足物質を一つに厳密に同定できなくても、とりあえずマルチビタミン、マルチミネラルを使っただけで治療できることもある。

体内物質を構成する生命分子は、大地からの贈り物である食べ物から調達すべきだが、現実の食生活では必要な栄養成分が細っていることが一般的だ。和漢薬にも、日々の食べ物だけで我々に供給できていない同定不能な生命分子（栄養成分）を含む、と私は考えている。結果として和漢薬の中にある同定不能な生命分子が疾病の治療に有効なのだろう。

加島雅之氏の説では、和漢薬五苓散《ごれいさん》には亜鉛が入っている。亜鉛の作用が水毒（水毒の一部に浮腫がある）を軽快させて浮腫をとると聞いたことがある。そのように和漢薬は栄養を補う一面もある。それだから様々な疾患に和漢薬が効くのだと私は考えている。

例えば葛根湯《かっこんとう》である。風邪薬として一般には認知されているが、肩こり、じんましん、湿疹、頭痛、うつ、神経痛、やる気が無い等にも効く。多方面への効果があり、薬効のベクトルは四方八方に向かっている。西洋医学の理屈からすると得体の知れない薬のように見える。これなども葛根湯の栄養成分で細胞や組織の状態を改善し、結果として多くの症状を癒やすと考えれば理解しやすい。

病を栄養で正す、体内ドクターの活躍

病を栄養で正す方法は本来あるべき医療の大原則である。誤解を恐れず言えば、ドクターを外に求めるべきではない。体の内にこそドクターはいると考えていただきたい。体の内のドクターを名医にするか、藪医者にするかは食生活における心構えで決まる。

体内ドクターは決して薬を使わない。そこらにある食べ物から得られた栄養で体力、免疫、内分泌、神経、筋肉骨格の状態を良くして、疾患を予防しまた治療する。病原細菌やウイルスから防御するためにビタミンA、亜鉛、鉄、タンパクを組み立て、さらに希少ミ

ネラルや有益物質を加え栄養の総てを使って、皮膚と粘膜を強靱な要塞へと構築する。それに加え皮膚、粘膜には善玉細菌を傭兵のように使い、外敵を排除させている。そうすると有害な細菌やウイルスは入り込めない。それでも体内に突入した悪玉細菌、ウイルスを攻撃排除するため免疫系細胞や免疫グロブリンを使う。二段三段に防衛体制が組まれている。

体内には毎日数千の異型細胞（癌のはじまり）が発生するといわれる。異型細胞を体内ドクターが巡回して見つけては破壊してくれる。外傷があっても、体内ドクターが止血して、膏薬を塗り、抗菌物質を振りかけてくれる。そして瞬く間に修復させてくれる。体内ドクターを名医にするためには薬は使わない、不要な物質を取り込まない、必要な栄養をたっぷり摂ることである。医薬品より、上質な食品や栄養を体内ドクターへ届けてやることが必要だ。それが分子整合医学である。

カウンセリングより栄養指導

カウンセリングで心の病を救われている患者さんは多い。助力を求める患者さん（クライアント）に援助の手をさしのべて、話し合いを通じて問題を解決しようとする課程がカウンセリングである。クライアントの心の苦しみを癒やすために、辛い原体験を聞き、その拘りから解放させることなどにより解決の糸口を探ったりする。

しかしすでに忘れかけた、生育時の体験など昔の思い出したくないことを口に出して話させることで、過去の恐れなり苦しみなりが再び蘇り、いま一度本人と周りの関わりのある人に戸惑いを与える結果となることもある。クライアントの記憶の中ではすでに消えかけていた過去の両親の養育の失敗、例えば幼少時期に束縛・抑圧的・過保護や拒絶されたなどを再確認させ、不要で有害な怒り憎しみを増幅させることもある。カウンセリングは注意しなければ両刃の剣になる。しかも成果が出るまで時間がかかることも多い。

一般開業医である私は、風邪、高血圧、糖尿病、喘息など次から次に来院する患者さんで忙しい。心の病で来られる患者さんには、初診では限られた時間で要領よく話を聞く。家族友人との愛憎に関しては多くは聞かない。人間関係は重要であるが、とりあえず細かく聞く必要は無いと考えている。健康体になれば、心理的な辛い体験ですら、耐えることができ、そして忘れることができるからだ。

自覚症状は出来るだけ聞く。細かくなくてよい、大雑派で結構だ。その人を見れば、言葉の端々にストレスが現れている。痩せの人も精神不安定な傾向がある。目が合わない、落ち着きがない、興奮する、暴れる、反復性腹痛、頻尿、夢中遊行、抜毛、チック、摂食障害、過換気症候群、集団になじめない、一つのことへのこだわりなども精神不安定な人に多い。痙攣《けいれん》の既往があるかなども参考になる。話しながら、表情顔色から多くを読み取れるのである。

とりあえず目を見て、話をして、体型を眺めただけで、心の病の半ばは理解できるのである。極端な例では目で苦しさ、つらさが理解できる。目が小刻みに動く場合は自律神経の不安定な状態であるとわかる。痩せは下脚の腓腹筋の部分で観察しやすい。ふくらはぎは第二の心臓といわれている、それ故にふくらはぎが充実していなければ代謝が衰えていることになり、心の病になりやすいのである。栄養で、疲れた肉体を健康へと再生させることが、心の病を癒やす近道だと私は考えている。

心の病には良い食養と栄養療法、和漢薬で

心の病を治すのに最も有効なことは、今までに続く悪い食習慣を打ち切り、健康を作る食生活に変えることである。そのための正しい食事と治療を受け入れる心構えがあるかが大事である。特に患者が小児の場合は、食事と栄養療法を長期にわたり用意するのに家族の支えは必要である。子供は自分で病状の説明ができない。母親からの情報も必要であ

る。母親の妊娠出産時に胎児が受けた風疹などのような障害はあったか、なかったか。子供の食べ物の好き嫌いはあるか。便秘下痢などの胃腸症状はあるか。

診察時、同伴した家族や我々に対する子供のコミニュケーション能力の巧劣は大事な情報である。身長、体重については、極度の痩せや低身長の場合は、虐待で異常に少ない食べ物しか与えられていない可能性がある。一方肥満児は貯蔵された脂肪は多いが、ビタミン・ミネラルなどの必要な栄養が欠乏していることが多い。高身長児は大事な栄養がすでに体作りに使われていて、諸々の栄養素は枯渇して、活動に必要な栄養素を補充しなければならないことも多い。

食事に関する生活習慣の聴き取りは重要である。哺乳歴、離乳食、パン食・麺類の食卓に上る頻度。食物のアレルギーはあるか、糖質依存に陥っているか、タンパク質は足りているか、脂質に偏りはないか、また鉄欠乏の症状はないか、マグネシウム、ビタミンB、ビタミンC、ビタミンD、ビタミンE補充の必要性はあるかなどを考慮しながら診察する。

食生活を聴くことで患者さんの栄養欠乏の気づきにも良い効果がある。精神症状のすべてを治すことはできないが、食事を改善して、和漢薬と栄養療法を併用すれば大きく軽快する可能性があると伝えることで、患者（患児）のやる気を引き出すこともしている。

親子間の軋轢、夫婦の認識の違いも、親子で治療に立ち向かう中で解決していけばよいと考えている。心の病を癒やすには、薬を使っただけでは不充分だ。精神科医師の診察を受けても治りづらいものである。自力で治そうとしなければいけない。自分で口に入れる物に気を配って、体に悪い物は入れない、体に良い物だけを摂ってくださいと話をしている。

心の病こそ内科的検査が必要

成人には飲酒、たばこについて問診するが、小児は酒たばこは嗜まない。妊娠中の喫煙飲酒は胎児小児へ悪影響があり聞き出すべきだが、お母さんへ面と向かって妊娠中の飲酒、たばこの習慣を問いただすことは難しい。栄養失調患者（患児）は運動はほとんどしていないので、運動については重箱の隅をつつくような問診はしない。とりあえず待たされるだけでストレスを感じている患者さん（患児）が多いので、速やかに問診を終了させる。舌診や上下半身下肢の視診で栄養状態の善し悪しを理解する。血圧、脈拍や血液検査は必須である。診察の最後に簡単な栄養指導をする。「甘い物、冷たい物、白い物は止めてください」だけである。後日の血液検査の結果で、詳しい栄養指導をさせていただく。

血液検査は血球検査、生化学検査など一般の検査項目である。鉄、ミネラルやビタミンの欠乏もチェックする。血液検査の結果で医薬品が必要かを判断するわけだが、私個人はなるべく向精神薬が使われるべき状況でも、和漢薬を優先して処方することにしている。向精神薬より優先すべきことは食養指導と栄養療法と和漢薬の処方であるからだ。

年長児や小学生になると、アイスクリームやケーキなど美味しい食べ物を禁止すると反発がでる。そうすると食養と栄養療法ができないことになる。甘い物を制限する治療の開始は、より低年齢の方が食養指導を受け止めやすく成果が上がると考えられる。幼稚園児、保育園児の頃から甘い物を制限する治療をすべきである。小学生になると美味しいものへの欲求が強く、甘い物の制限などの食べ物の指導に反発し、食事指導はうまくいかないことがある。

さらに進んだ検査として、成人には血管年齢、頸動脈エコー、腹部エコーなども必要があれば行っている。頸動脈エコーや血管年齢の測定で、血管の閉塞状態や動脈硬化の程度を調べることができる。腹部エコーでルーチンの検査に加え、内臓脂肪の厚さや肝臓の炎症を調べることができる。肝臓は体内代謝の中心的存在である。肝臓に炎症があればタンパク代謝、糖代謝、脂質代謝、ホルモン代謝が障害される。

その上に、肝臓は栄養素を多量に貯蔵して、必要な時に栄養素を修復が必要な臓器へ送り出す貯蔵庫としての働きがある。肝臓に炎症があれば栄養素の貯蔵量も少なくなっているため、障害組織の修復へ、蓄えの細った肝臓から栄養の供給は期待できず、障害組織の治療には、栄養素を正常肝臓の人に比べて多く外から補充する必要があることも理解すべきだ。「なんだ脂肪肝か」と軽く考えてはいけない。

糖質制限などの食養の重要性

思春期の子供達にイライラや落ち込み、疲れ、肌荒れや風邪にかかりやすい、体調が悪いなどの訴えは多い。これらは未病と考えるが、これらを軽く扱わず、その後に続くうつや統合失調症、喘息、動脈硬化、糖尿病などの前駆状態と考えた方がいい。未病といえる段階で栄養をしっかり摂っていただき、心身の病の発生をくい止めることが予防医学である。

まず第一にすべきこととして食生活の是正である。タンパク質、脂質を豊富に摂る。鉄、亜鉛、カルシウム、マグネシウム、セレンなどのミネラルやビタミン類を多めの食事を摂る。その上糖質の制限が必要である。厳しく制限して糖質をゼロにすることはかえって不都合なことが多い。そこで糖質の摂り方として、実際的には精製された炭水化物を摂らないことが有効である。未病から脱却するためには小麦粉製品、砂糖を加えたお菓子を止め、白米を玄米へ変えるようすすめている。

玄米はすばらしい

米は胚乳と胚芽をつつむ種皮と果皮さらに籾殻でできている。胚乳が白米で籾殻を外したすべてが玄米だ。白米はおいしいだけでなく消化にもよい。反面、白米は糖質以外の栄養はかなりそぎ落とされている。玄米を精米すると9割の白米と1割のぬかになる。

白米と玄米との栄養を比較してみよう。玄米可食部分100gあたりの栄養量を書くと以下になる。括弧内は玄米と白米の含有量の比である。タンパク質は10g（1．1倍）、脂質2．7g（3倍）、灰分1．2g（3倍）、カルシウム9mg（1．8倍）、カリウム230mg（2．6倍）、マグネシウム110mg（4．7倍）、リン290mg（3倍）、亜鉛1．8mg（1．8倍）、銅0．27mg（1．2倍）、マンガン1．52mg（2．6倍）、鉄2．1mg（2．6倍）、ビタミンB1 0．41mg（5倍）、ビタミンB2 0．04mg（2倍）、ナイアシン6．3mg（7．6倍）、ビタミンB6 0．45mg（3．8倍）、葉酸27mg（2．3倍）、パントテン酸1．36mg（2．1倍）、ビタミンE1．4mg（14倍）、脂肪酸2．34g（2．9倍）、食物繊維6g

（6倍）である。

特記すべきはビタミンE14倍、ナイアシン7．6倍、食物繊維6倍である。玄米の方が白米より栄養的には遙かに優れていることがこれでおわかりいただけよう。糖質量はほぼ同量だが、その他の栄養成分は玄米一杯で白米三から四杯分の栄養があると考えられる。毎食ご飯二杯食べている人は玄米だとお茶碗半分〜軽く一杯食べれば糖質以外の栄養はほぼ同量となる。そうして糖質を制限できる。

ただ玄米にもヨウソ、セレン、モリブデン、クロム、ビタミンA、ビオチン、ビタミンCなどはないので完全食とはいえない。それでも生活に必要な大部分の栄養が含まれている。玄米を主食とするべきである。白米を主食としてはならない。

健康には噛むことが大事で、30回咀嚼することがすすめられている。白米は柔らかく噛むより、ついつるっと飲み込んでしまう。玄米には豆のように硬めのぬかで出来た外皮がある、そのためしっかり噛まなければならない。噛むことが大事なので湯漬け茶漬けにしない方が望ましい。しっかり噛めば満腹感が出てきて過食を予防することになる。よく噛むことは噛むという動作だけで脳へ良好な刺激を与え、血流を増やし、認知症の予防になる。舌、口内筋の運動になり、言葉の発音がはっきりする。顔の表情を豊かに、若々しく保つことができる。歯の病気の予防になる。胃腸が快調になる。

食養の主食は玄米にすべき

玄米菜食中心の食事療法をマクロバイオティックという。

桜沢如一氏は玄米を中心にした食養生を指導し、重症肺結核患者の健康を回復させたとしている。ハンセン氏病、長年の大腸カタル、喘息、皮膚病患者も玄米で軽快したとしている。神経痛、リューマチ、小児麻痺、はげ頭、不妊症、カリエス、てんかんなども玄米で症状の回復をみたと語っている。詳細は記していないので、診断根拠や重症度はどこまでが真実であるかは知り得ないが、高価で副作用のある薬を使う場合と比べても、玄米中心食は最も安価で安全な治療法である。多くの疾患に玄米は最初に試してみたい治療法である。

桜沢氏は食養生を食養と言っている。食養とは正しい自然な食物をとることであり、食生活を自然へと引き戻すものである。正しい精神と肉体はその土地に産したものによって養われなければならない。

「身土不二《しんどふじ》の原則」は神の法則として、これを犯すものは健康を失うこととなると警告している。「身土不二の原則」とは今風に言えば「地産地消」と考えてよい。その土地に産する米・粟・稗・黍いずれもありのままに主食として、副食は少なめにする食生活とすべきであると言っている。ただし、食養は自由自在なものであるとも語っている。日本ではご飯が食事全体の代名詞となっている。そのご飯を主食として重んじるべきと認識することが食養療法の第一歩である。ご飯は言うまでもなく玄米である。

私も日本人は玄米こそ主食として尊重すべきであると考えている。第5章の症例で後述するが、臨床の場でも玄米の有効性に信頼を置いている。我々の大地で作られたものでないマンゴー、パパイア、パイナップル、アマランサス、キヌア、チアシードは美味であったり栄養豊富であったりする。しかし、これらは日本から遠い国で作られた食べ物である。身土不二ではない。数白年前の先祖から我々に至るまで今まで経験したことのない、未知のタンパク、遺伝子であり、アレルゲンの存在も予知し得ないものである。これらが我々の食生活に加わってどのような代謝上の変化が起こるか不明である。アマランサス、キヌア、チアシードなどは時として食することがあっても、たまのこととして主食はやはり玄米としたい。

第二次世界大戦末期の長崎に原子力爆弾が落下した時、爆心地から1．5km離れた病院に次々に搬送された患者へ玄米と野菜中心とした食事を出すことで、死者を一人も出さずにすんだとの話を聞いた。玄米のもつ不思議とも言える治癒力を感じる。福島原発の事故で莫大な量の放射性物質が、広く東北地方から東海地方まで飛散した。これ以後、大半の日本人は数十年から数百年にわたり放射能と共存しなければならなくなった。放射性物質の有害性を玄米食が和らげてくれるかもしれない。南関東に住む私はその意味でも玄米食に期待している。

ところがである。玄米菜食絶対の論理は昭和初期までは正しかったようだ。現代では食事のすべてが玄米菜食だけのマクロバイオティックでは、残念ながら栄養はそれだけで充分とは言えない。現代人がマクロバイオティックを忠実に履行しようとすれば栄養失調になってしまう。

それは、前出したように農業の近代化（改悪化）で野菜の栄養価が驚くほど少なくなっているからである。玄米も昭和初期に比べて栄養価の低下はあるはずである。どのように工夫しても食の崩壊から逃れることは出来ない。玄米菜食に肉魚卵を加えるなどタンパク質・脂質・ビタミン・ミネラルを考えた食生活をして、さらに適切な栄養素（サプリメント）を積極的に加えることも必要なのである。

口腔内アレルギー症候群が増えている

近年、リンゴ、桃、キューイフルーツ、さくらんぼ、メロン、バナナ、柑橘類、スイカ、トマト、洋梨やパイナップルを食べると唇や口腔粘膜の痒みや腫れがでる、口腔内アレルギー症候群（ＯＡＳ）という疾患が増加している。ハンノキやシラカンバの花粉症と関係があるが、不思議なことにスギ花粉ではあまり発症しないとされている。困ったことは口腔内アレルギー症候群という疾患は、アナフィラキシー（アレルギーの一種で、抗原・抗体反応により急激なショック症状を発し重症の時は死に至る）を誘発する頻度が高いということである。

私はＯＡＳという危険な疾患の増加にも品種改良が関係しているのではないかと感じている。果実の糖度を上げたり、サイズを大きくして市場価値を高めるなど、経済の都合で植物の遺伝子を壊してしまう行為は、品種改良の名の下に不可触な遺伝子を壊した行為であり、その結果、大自然の怒りを買い、小賢しい人智への逆襲として、ＯＡＳのような病気が現れたのではないか。古くからあるあるがままの果物をそのままにしていただいていればよかった。これも神の法則「身土不二」の原則から外れる行いだったのだろうと感じている。

小麦は破壊された食材

小麦については、ウイリアム・デイビス氏は遺伝子組み換えによる小麦の恐怖をこう述べている。

小麦はヘロインと同じに重大な影響を及ぼす。心臓病や認知症、神経障害を誘発し、うつ、無気力をひき起こす。さらに高血圧、肥満、糖尿病、心臓病、関節痛、喘息の原因であるとしている。小麦は世界で最も破壊された食材で諸々の病の源ともいう。統合失調症の患者さんに小麦食を4週間止めるだけで、幻聴や妄想が減り、現実逃避も少なくなった例があったとのことである。同一軽快例に小麦を再開すると幻聴、妄想、自閉の症状が再発したという。小麦が自閉症やADHDの原因になり得るし、症状の悪化と小麦は関連しているとも語っている。自閉症的行動の改善には小麦グルテンを除去することである。

何の病気もないから自分は健康だと思い込んでいる一般の人も、小麦を食べて想像もつかない症状に苦しむことがあるかもしれない。小麦製品はなるべく食しない方がよい。口腔内アレルギー症候群の果物アレルギーと同様、品種改良により小麦遺伝子に手を入れたことは身土不二の原則に逆らう行為だったと私は考えている。

肉魚は必要なタンパク源

肉、魚は良質のタンパク質である。タンパク質を取り入れるために、最低でも一日100g以上は摂るべきである。魚を食べると水銀が体内に入ってくる。水銀は有害であるが、水銀や有害物質を恐れて魚を食べない方がより健康に悪い。大型の魚には水銀が多いとされている。小型の魚を好んで食していただきたい。鯖サンマの水煮缶は便利だ。刺身は積極的に食べよう。

肉も多量に摂取していただきたい。特に骨付き肉のスープは体にいいと中医師下谷武志氏のアドバイスである。軟骨や靭帯部分もしっかり食べて欲しい。骨髄のエキスをスープにしてしっかり飲み干して欲しい。骨髄は栄養の宝庫である、造血機能、免疫機能、代謝機能などが活発で、それらの活動を支える栄養素が骨髄にはあふれている。

ただ肉食については濟陽高穂氏などによれば、癌の治療で食べてはいけないものになっている。また現代医学の一部でも肉食は控えめにするようにされて、肉の大食を危険視する説は多い。肉食については多くの養生家で意見が分かれるところである。各人が自身で判断していただきたい。私の立場は、肉を食べないとタンパク質、脂質の摂取不足を招くことになるので、肉は十分すぎるほど摂取した方がよいと考えている。

植物性油より動物性脂を摂ろう

油脂についてはどうか。

常温で固形のものを脂といい、液体のものを油といっている。脂は飽和脂肪酸で酸化されにくく安定しているので安全な食品である。バターやラードなどが動物性の脂である。どんどん摂っていただきたいというのは私の考えである。

油の方はオレイン酸、リノール酸、αリノレン酸などは不飽和脂肪酸である。不飽和脂肪酸は酸化されやすいといわれている。不飽和脂肪酸は細胞膜を形成するのに必要で、DHA・EPAなどのαリノレン酸系と、アラキドン酸などのリノール酸系の多価不飽和脂肪酸があり、一定の比率で細胞膜を形成して細胞を正しく機能させている。特に脳ではこの絶妙なバランスが心と知性を生み出すとされる。αリノレン酸はオメガ3系の不飽和脂肪酸であり、リノール酸はオメガ6系不飽和脂肪酸である。オメガ6系不飽和脂肪酸（サラダ油、紅花油に多い）は炎症を起こし、オメガ3系脂肪酸（魚の油）は炎症を鎮める。オメガ6／オメガ3の比率が高いと炎症を起こしやすくなる。この炎症はアレルギー、動脈硬化、肝炎、癌などを起こすとされている。

さらにオメガ6系脂肪酸の食用油のリノール酸を抽出するさいに、加熱処理されるため、酸化して有害物質が生成されている。サラダ油、紅花油、コーン油やごま油などにオメガ6系の成分が多い。オメガ6系の不飽和脂肪酸は使わない方が無難である。トランス脂肪酸については第1章で述べたように最も有害な油である。

最近注目されているのが中鎖脂肪酸である。ココナツ油がその代表だが、代謝しやすく安全性が高い。認知症の予防に有効といわれている。これは植物性だが体には良さそうだ。しかしながら私を含めてココナツ油を美味と感じる人が少ないのが残念である。

野菜など生食を増やそう

野菜もしっかり摂るべきである。葉物を多く摂って欲しい。野菜にはフィトケミカルや食物繊維も多い。レモンは国産であれば皮ごと食べる。アーモンド、大豆、クルミ、黒豆、皮付き落花生はおやつに最高であり天然のサプリメントである。

食事の1/3は生で食べよう。ジャンクフード（フライドポテト、ハンバーガー、インスタントラーメンなどのカロリーだけで栄養的価値のないもの）は、製造の段階ですでに加熱処理しているからダメなのだ。さらにジャンクフードはトランス脂肪酸などの悪い油が使われている。食品添加物として化学物質が多く入っている。栄養バランスが悪い（塩分、砂糖が多く、ビタミン、ミネラル、繊維質が少ない)。ジャンクフードは動脈硬化、うつ、アルツハイマーの原因になるので、食生活に入れてはいけない。

体に良い食べ物とは

私の家では玄米に黒米、粟、押し麦(大麦)を混ぜて炊くことにしている。主食は茶碗の2/3までとする。

2、3世代前に遡った伝統的な食習慣が心身の健康に有益である。古い時代からその土地で長い間培われてきた食べ物はまちがいなく体に良いものであった。私が子供の頃、田舎で食べた小魚の佃煮、泥鰌などはぜひ時々食べて欲しい。焼き鳥屋ではレバーやハツなどは鉄、亜鉛、ビタミンなどが豊富で、栄養価が高いので積極的に注文していただきたい。白子は核酸が豊富であり、細胞の分化には必要な栄養素であり、定期的に食生活に組み込む方がよい。

先人の言い伝いで「秋刀魚が出れば按摩が引っ込む」とか、「柿が赤くなれば医者が青くなる」「一つのリンゴは医者を遠ざける」など、旬の生鮮食品は健康に絶大な効果があるということだ。新鮮なサンマを食べる時にははらわたも食べたい。通ははらわたこそ旨いと言う。

当然、内臓の栄養価は身より高い。内臓を絡めてあるイカ塩辛の栄養価も高い。干物を食べる時は頭も食べたい、背骨までは無理でも小骨はしっかり噛み砕いて食べて欲しい。サザエもはらわたを食べていただきたい。エビフライや刺身のエビを食べる時は、小エビであれば頭からしっぽまで残さず食べていただきたい。

くだものは皮ごと食べて欲しい。キンカンは当然だが、柑橘類でも皮が薄ければ皮ごと食べたい。桃、リンゴ、キューイフルーツも皮ごと食べるともっとおいしい。ブドウも皮ごと食べるとよい。パイナップルは芯の部分を捨てているようだが、食物繊維が豊富で、捨てるのはもったいない。ただし果実に果糖は多い、果物は過食すべきでない。果物は口腔内アレルギー症候群を起こすこともあり注意しながら食べるべきである。

食事を作る主婦は家族の幸せを支える医師であり教育者である

食材は生で食べるか、少なくとも生で購入して、包丁を入れることからきちんと調理する必要がある。加工食品の多くは食品添加物が使われているから、使わないのが無難である。電子レンジでチンしただけの食べものはまともな食事とは言えない。加工された食品は栄養価が落ちている。カレールーや漬け物にも食品添加物がたくさん入っている。カレールーを使わずにカレー粉からカレーライスを作ったり、市販の漬け物は買わず、野菜を切って醤油・胡椒・塩・酢や梅酢などで自家製に漬ける方が体にいい。コンビニの弁当は食品添加物が使われている、忙しさにかまけてコンビニ弁当で済ますのは避けた方がよい。

赤ん坊の離乳食については手探りで慎重に行うべきである。私は離乳食の分野での指導経験は乏しいが、ロバート・メンデルソンは家族と同じものを食べさせればよい、切って刻んで裏ごしして食べさせればよいとしている。ただアルギーに注意して、一品ずつ増やしてゆくべきだとしている。

製品化した離乳食はやめて玄米など家族と一緒のものを食べさせればよいと思う。玄米はすり潰して粥状にして食べさせれば離乳食として使える。肉魚卵レバーなどは少しずつ与えるべきである。品種改良し美味になった果物は与えない方がよい。ジュース・アイスクリーム・お菓子は与えないでください。

家族を養う食事を用意することは最も大事な仕事である。食養的料理の味覚は原始的である。スパイスの効かない、塩気の少ない、甘くないものだ。食材の複雑な風味を楽しむ大自然の味である。くり返す日常の糧を食べ続けることにより、慣れ親しみ、薄味の食が美味に感じられるようになるのである。

この台所作業は大黒柱が収入を稼ぐ仕事と比べても決して引けを取るものではない。主婦の仕事はもっとプライドを持つべきである。主婦は幸福な家庭の設計者である。主婦は家族の健康を食で支える医師であり、歯科医師、薬剤師、栄養士、教育者なのだ。家庭は物心両面で家族を支える病院であり、学校である。台所で家族一人一人の知的身体的能力を高めることが出来る。料理はアートである。そのキャンバスは人である。人の心と体を育てたくましくする。人の肌へみずみずしさと張りのある美しさを与えてくれる。

正しい食を供給することは無限の価値を生み出すのだ。

患者さんに第一に指導する食養とは

私は難病の患者さんと接したとき、とりあえず「甘い物、冷たいもの、白い物を止める」「酒、たばこ、砂糖を止める」「小麦を止め、白米を玄米にしてください」と、この3つの標語を唱える。患者さんにはこの3つを守るようお願いする。

そうすると患者さんは目を丸くする。あんなにおいしいパンやうどん、それにチョコレートやケーキ、まんじゅうまで取り上げられてはたまらない、出来そうもないと反発されるのは当然だ。それでも一週間は食事療法を守るように話す。

禁酒については特に重要である、世間ではたばこは酷評されている。その評価は当然だが、酒に対してはたばこに対してより甘いように見受けられる。私はたばこより酒の方がより有害に思えてならない。たばこは肺がんや心筋梗塞を起こすといわれるが、酒はそれに加えて精神の荒廃を起こすからである。

外食しなければならない時、玄米を用意している食堂はほとんどない。やむを得ず、他の炭水化物を選択しなければならない時には、白米であれば半ライス程度を注文するとよい。次いでそばもいいだろう。それでもトランス脂肪酸が混ざっているだろうから少なめにして、1／4ほどは残すことが大事である。小麦しかない時には我慢して糖質は摂らないつもりの方がよい。どうしてもひもじければ、パン、ラーメン、うどん、パンの小麦製品を選択するわけだが、注文時に半分以下にしてもらう。量的に不充分であれば腹にたまるようにサイドメニューとしてサラダなどを加えるとよい。このようにすると糖代謝は安定する。

スポーツの後など無性に甘い物が欲しくなるが、それは低血糖気味だからだろう。その時も腹一杯お菓子を食べない方がいい。お菓子の糖はくり返し低血糖発作を起こし、自律神経が不安定化することになるからだ。そのようなときは緩やかに血糖を上げてくれるアーモンド、クルミ、大豆、黒豆、花豆、カシューナッツなどのナッツ類や豆類が間食として好ましい。ナッツ類にも糖質はあるが、食物繊維、上質の脂肪、タンパク、ミネラル、ビタミンなどが多く糖の吸収を穏やかにしてくれる。特にクルミはオメガ3系不飽和脂肪酸が豊富である。ただし、カシューナッツなどは糖質量が多く過食は禁物である。

天才参謀の頭脳を支えた豆

有色人種の日本人が世界最強陸軍国家のロシアを破り、世界史を変えたといわれるのが日露戦争である。日本海海戦で、ロシアのバルチック艦隊をほぼ全滅にし、大勝したのは日本の連合艦隊であった。連合艦隊の司令長官の東郷平八郎は高名であるが、彼を支える、参謀秋山真之は開戦の電文「敵艦見ユトノ警報ニ接シ、連合艦隊ハ直ニ出動、之ヲ撃滅セントス」に「天気晴朗ナレドモ波高シ」とつけ加えて、後世に残る文学的名文にした。日露戦後、連合艦隊の解散時に真之が起案した「聯合艦隊解散之辞」は名文として世界中にその訳文が伝えられたとされる。「勝って兜の緒を締めよ」はその一節である。米国大統領セオドア・ルーズベルトはこれに感動して自国の陸海軍にその英訳文を配布したとされる。

真之は常にポケットを豆で膨らまして、時折空腹時には口に運んだとされる。天才参謀の頭脳をささえたのは大豆の栄養であったのだ。

リーキーガット症候群を起こすカンジタ菌

腸管のカンジタ菌はリーキーガット症候群（小腸粘膜の表面が荒れて所々壊れてそこから大きな未消化タンパクが通り抜けて血液中に入り込むこと）を引き起こす。

カンジダ菌はどこにでもいるカビであり、健全な腸であれば何も起こさない。糖を食べ過ぎたり、ピルや抗生物質の服用、アルコール、ストレスなどはカンジダ菌増殖要因である。これらの要因でリーキーガット症候群を誘発する。特に抗生物質で腸内細菌のバランスを崩すと、カンジダ菌は増殖しやすくなる。

カンジタ菌は有毒な代謝産物を生産して腸の粘膜の炎症を起こし、リーキーガット症候群の程度を増悪させる。炎症により粗になった粘膜から、本来体に入れない有害物質は漏れ漏れになった腸粘膜より簡単に侵入し吸収されてしまう。高分子の物質が吸収されるとアレルゲンとなり、食物アレルギーの原因となったり自己免疫疾患の原因ともなる。そして、体の至る所で免疫異常・アレルギーを起こし、脳へ至って精神異常を惹起することもあるとされている。

糖や甘い物を制限することが、カンジダ菌の暴走を抑制するために重要である。リーキーガット症候群はクローン病、過敏性大腸炎、非アルコール性脂肪肝、喘息、糖尿病、リウマチ、自閉症など様々な疾患に関与しているといわれている。

リーキーガット症候群はカンジタ菌だけが原因の総てではない。それ以外にもカフェイン、化学物質、消炎鎮痛剤、ＰＰＩ（プロトン ポンプ インヒビター：胃潰瘍や逆流性食道炎の治療薬）でも起こしうる。これらは我々の生活を豊かにしたり、医師が治療のため処方するものである。

食養は心の病を克服する近道

心の病に対しては、初診時、問診、舌診などの診察をし、血液検査をする。症状で和漢薬などを処方し、食養の指導を行う。大半の受診者は一週後の再来時にわずかではあるが好転した徴候を感じる。その時、血液検査の結果を加味して欠乏していると考えられるミネラル、ビタミンをすすめる。

薬物は少量で効くとされるが、ビタミン、ミネラル補充は質的にも量的にも少量では効果は少ない。しかしビタミン、ミネラルを充分量与えられるとめざましい効果が期待できる。食養と栄養療法（欠乏した栄養成分をサプリメントとして服用すること）が効いて代謝異常の大本が快方に向かうことがあり、生活習慣の悪習による障害を是正することもでき、疾患を治癒せしめうる。そうすればだらだらと医療機関を受診する必要もなくなる。

当院では多数のパニック障害、うつの患者さんへ食養をアドバイスするだけで、1、2回はサプリメントを購入していただくが、その後は全く軽快して、受診不要となることがあった。一方、一般のクリニックでは食養と栄養療法を行わない。患者さんへ精神安定剤を定期的に処方することとなり、永続的に心療内科・精神科へ受診することになる。

一例を挙げる。パニック障害の女性に、血液検査後に糖質制限を中心とした食養と欠乏ミネラルと欠乏ビタミンの補充をすすめた。わずか2回のみの受診であった。その後はしばらく来院しなかった。当院の診療がものたりなく、向精神薬を処方しなかったから、治療として不充分と感じて、他の精神科を受診していたと考えていた。

しかし半年後に彼女は来院した。彼女の話では食養でパニックは消えてとても良好であったと言う。しかし再来一月ほど前から、またドキドキが始まったとのことである。食事内容を詳らかに聴くと、しっかり彼女なりの糖質制限はしていた、ただし、空腹時は牛乳をがぶがぶ飲んで気を紛らしていた。

私は牛乳の過飲がいけないと指摘した。牛乳は乳糖という糖質が多い。多量に牛乳を飲むことは、ペットボトル症候群（軽症糖尿病患者が牛乳、ジュースやコーラなど糖質が多い飲み物を多量に飲んで糖尿病が重症化する現象）や低血糖症を起こす。牛乳を極力減らし、代わりにナッツなどを口に入れるようアドバイスした。納得した彼女はその後受診していない。投薬なしのほとんど医療費のかからない診療であった。大半のパニック障害は食養と栄養療法だけで治るのである。

身体疾患にも食養は効果的

身体疾患について考えてみたい。

例えば腰痛症に消炎鎮痛剤を服用すると痛みは和らぐ。しかし消炎鎮痛剤は病態を根本から治してはいない。消炎鎮痛剤の治療は痛みの感覚を一時的に抑えるだけのもので、薬効が切れれば内服をくり返す必要がある。

一方、食養と栄養療法は痛みをとめる治療ではない。即効性はなく、病変部位を、ちょうど崩れた家の補修に煉瓦を一個一個積み上げていくようなものである。ウサギとカメのたとえのように、消炎剤はウサギ、栄養療法はカメである。最初は効果を実感できなくても、最終的には栄養療法の方が成果をより期待できる。

心筋梗塞や脳梗塞のような重症合併症を発症した糖尿病は、食養と栄養療法のみでは軽快は難しく、心臓カテーテルなどの先端医療は必要だが、軽症〜中等症の糖尿病患者はしっかりした食養をすれば、投薬は不要になることもある。従って1〜2回受診しただけで、その後通院しなくなることもある。

ここのところは利点であるが、欠点でもある。経過観察ができないから症状が悪化しても放置したままになってしまうことになるからである。食養指導を受けて、一時症状は軽快すると、もう治ったとばかり食養をなおざりにして、受診もせず野放しになって、元のように緩んだ食事で、合併症も起こし、重症糖尿病状態で再来することもあった。

特に、はなから糖質制限を無視する患者さんは治療はうまくいかない。中等症以上の糖尿患者さんに対して、通常の医療機関はインシュリンや糖尿病治療薬を早期に処方するのであろうが、当院では初診時に300mgを越える高血糖や10%を越える高ヘモグロビンA1cがあっても、ケトアチドーシス（インシュリンの不足著明で高血糖、ケトン体増加、アシドーシスとなり脱水循環不全をきたした状態）などの瀕死で重大な代謝の破綻が認められなければ、初診に糖尿病治療薬を使わない。食事療法を説明して、薬よりも食事の管理が優先であると指導する。

それは患者さんが糖質制限を守ってくれれば、ある程度は血糖値が下がることが期待できるからであり、2～3ヶ月後に血糖が安定した段階でそれでも薬が必要ならば最低量の薬剤処方を考慮すればよいと考えているからである。ただ、中には患者さんが治療について、私の説明を理解できず、最初は薬を使わないと語ったのを薬の必要は無いし、治療も必要ないと自身に都合良く解釈して、通院を打ち切り、結果的には今までの食事そのままで、糖尿病の病態はさら悪化することもあった。

多くの医療機関では経過観察のために初診時に軽い糖尿病治療薬を投薬し始める。治療開始時の対応としてはそれも一策だと思っている。

栄養療法を成功に導くためには患者さんの強い自覚が必要である。おいしいチョコレートやケーキを前にしても口にしない勇気も必要である。しかしこれがなかなか難しい。

趣向品は薬、過飲過食すれば有害

コーヒー、お茶、ココア、チョコレート、アイスクリーム、砂糖、白米、小麦、サラダ油。ここに挙げた食品は有害であると、テレビや雑誌で取り上げられることがあるだろうか。一部の有識者が密やかに食べ過ぎには注意しましょう程度には書いている。小麦は日米貿易の輸出入バランスの調整のため農産物として多量に輸入しなければならない。今や、米を押しのけて小麦は一般人の主食になっている、米は食べず、小麦製品で毎日過ごしている人も多い。

パンには砂糖や植物油脂がふんだんに使われているからおいしく感じるのだが、有害などと言えば日本中のパン屋さんを敵に回すようで、つい食べ過ぎには注意しましょう程度の言葉がせいぜいである。

コーヒー、お茶はカェィンやカテキンがあり各種健康効果が報告される。体に良いことだけがテレビで流される。コーヒー、お茶は健康を害するから、昼過ぎは飲むのは止めましょうとアドバイスすると、テレビではコーヒーは体に良いと言っていたと反論されてしまう。カフェインは薬物と考えた方がよい、だから副作用もある。覚醒効果があり、お茶で眠れなくなる人も多い。業界の利害が絡み、批判的な事は語りづらいものである。コーヒーを飲んで手が震えたり、頭痛が出たり、下痢をしたり、不整脈、低マグネシウム血症を起こしたりもする。ココア、チョコレートはテレビなどではポリフェノールが豊富で体に良いとされ、爆発的に売れ商店にカカオ製品がなくなった時もあった。ポリフェノールは健康に良いのは確かだ。しかしビタミン、ミネラルの方が生命の根源とされ、はるかに重要であることを理解すべきである。ポリフェノールだけ摂取すればいいというわけではない。

ココア、チョコレートは砂糖が多いだけでなく、ニッケルを含み障害を起こすことがある。ココア、チョコレートには砂糖・ニッケル以外にも、テオブロミン、フェニルエチルアミドやアナンダミドを含んでいる。テオブロミンは脳を興奮させる。フェニルエチルアミドはアンフェタミンに化学構造が似ている。アナンダミドはマリファナ成分に似ている。チョコレートは依存性のある食品である。不眠症の原因になることもある。ココア、チョコレートを多食して、きちんとした食事療法をせずにいれば、高額なサプリメントを大量に服用しても健康にはなれない。

天才漫画作家手塚治虫氏はハイレベルな作品を残した巨人であった。超人的スピードで膨大な作品を描き上げている。その作業は眠気との戦いでもあった。眠気覚ましに使ったのがチョコレートといわれている。チョコレートの覚醒作用を使い、身を削って生み出した多くの作品であった。８０才で消化器癌で亡くなった。充分な睡眠を取れなかったことによって、命を縮めたことも遠因と考えていいだろう。

栄養失調は悪循環

鉄欠乏は症状として食欲喪失を引き起こす。食欲がなくなると、食事量が減り、その結果鉄の取り込みも食事量に比例して減る。体内の鉄不足から、胃粘膜の鉄分が不足して、胃粘膜の機能低下で消化液分泌は減り、かつ胃酸分泌も低下した状態となり、食事中の鉄分を消化吸収する能力はさらに低下する。本来、鉄は不足しがちなミネラルである。長期にわたる鉄吸収不良から、鉄分の欠乏は深刻な状態になる。

同様なことがタンパク質にもいえる。タンパク質が欠乏すれば、胃粘膜の機能低下を来たし、食事に入っているタンパク質の吸収力は低下する。そうするとタンパク質を食べると腹はもたれて不快感がでる。こうなるとタンパク質を口から入れると胃もたれ胸焼けなどの苦しみが伴うものである。そして肉魚などのタンパク質を避けるようになり、麺類や茶漬けのような糖質に偏ることとなる。その結果タンパク質を摂取することはさらに困難になる。

こうなってしまうと必要タンパク質を補うためには、食べる気がしないタンパク質豊富な食品を無理矢理でも少しずつ頑張って摂っていただくしかない。どうしてもタンパク質が摂れなければ、タンパク質を分解したアミノ酸のサプリメントを服用したり、タンパク質を分解する消化酵素を食前に服用しなければならないこともある。そのようにして食事から体へ取り込むタンパク質を増やしていかなければ症状は良くならない。

鉄欠乏でもタンパク欠乏でも、欠乏が先か食欲低下が先かは「鳥と卵の先後の論」のようになる。結果として鉄やタンパクの欠乏はくり返される不足が増幅される悪循環になる。栄養失調とはそういうものである。

治病のための食養

当院の食養のまとめを必要な患者さんに渡している。

1、デンプン質（白米、小麦、砂糖）は極力食べない。
2、少量の玄米、ライ麦、粟を主食とするのは差しつかえない。
3、食べ物の半分は生で食べる。野菜、刺身、生卵、果実（ただし腐敗と感染には注意）。
4、加工食材（肉、魚、卵、野菜、玄米など）は生より調理する。
5、炒めたり、煮たりするとき、油はなるべく使わないのが好ましい。サラダにも油をかけない。特にサラダ油、紅花油、コーン油は使わない。

6、缶詰以外の加工食品（レトルト、袋物の菓子、焼き肉のたれ、カップ麺、味付け食品）は極力避ける、甘い缶詰も避ける。
7、牛乳は基本的に飲まない。
8、野菜は根菜は少なめに、葉物は多く。
9、果実は少なめに、朝とることが好ましい、できれば果皮も食べる。
10、趣好品については酒たばこを止める。
11、甘い物は極力避ける、チョコレートは食べない、ココアも飲まない。
12、カフェイン類（コーヒー、紅茶、茶、ウーロン茶）は薄めにして朝から昼までに。ジュース、栄養ドリンク、エナジードリンク、イオン飲料、野菜ジュースなどは飲まない。
13、食べるべき物。
具だくさんの味噌汁は毎日食べる。
納豆、生卵は週2回は食べる、卵料理は毎日。
骨付き肉のスープ（キノコ、タマネギ、舞茸などを入れて）。
サラダは毎日（ニンジン、レタス、皮付きレモンなど）。
お薦めの食材はこんにゃく、もずく、ワカサギ、ウナギなど。

嫌でなければ栄養をつけるにはフナ、ドジョウ、ヤツメウナギ、イナゴ、蜂の子、ヘビ・ハブ粉、スッポンなどもいい。

向精神薬を減らす努力を

私は精神科診療の精神分析や薬物療法の治療効果は限局的であると思っている。厚生労働省は精神科での投薬数と量が多すぎることから、向精神薬を減らす指導を始めている。当院を受診する精神疾患の患者さんは、向精神薬が既に他院より処方されていることが多い。当院では和漢薬と食養と栄養療法により、精神疾患の安定化をはかり、徐々に向精神薬を減らすよう促している。

コーヒー、紅茶などを止めるだけで、不眠症患者さんの半数が睡眠薬を止めることができる。うつの患者さんも和漢薬と食養・栄養療法が有効で、時間をかければ抗うつ薬は不要になることが多い。統合失調症の幻覚も食養と栄養療法で一部軽減させることが可能である。

今まで、何人かの統合失調症の患者さんを診察させていただいている。長期に食養と栄養療法を続ければ、幻覚などの症状については消失している例もある。統合失調症の患者さんの一部は症状が進行して非可逆的部分が多くなっている。そのような症例は治療に時間がかかり、寛解《かんかい》まで到達するのは難しいようである。それでも前向きに治療すれば多くの不快な自覚症状は軽減する。

時間をかけて根気よく食養と栄養療法をする必要があると考えている。その場合、本人に和漢薬と食養・栄養療法で治そうとする意思があるかが、治療が成功する鍵となる。始めから否定的に受け止める患者さんは途中で治療を断念する。和漢薬と食養・栄養療法で症状が軽減されているにもかかわらず、アルコールや砂糖の誘惑に負けて食養を守れず、最後は栄養療法を止めてしまう人もいる。良くなると信じて続けることが必要である。

公費の補助で安価に向精神薬が手に入る医療に満足している患者さんへ、食養と栄養療法を続けるよう説得しても、受け入れていただけない場合もある。

体調不良は脚気を疑うことも

軽度の心不全やむくみのある患者さんの一部は、脚気の可能性がある。原因不明のむくみは脚気と考え、ビタミンＢ１の豊富な玄米をしっかり食べるだけで軽快するかもしれない。

当院では、むくみの症状に最初から利尿薬は使わない。まず最初にビタミンB群のサプリメントをすすめる。ビタミンB群の服用でむくみが軽快する患者さんはかなりの頻度でいるからである。次いで五苓散《ごれいさん》などの和漢薬をすすめることもある。それでも軽快しなければ甲状腺機能や心機能・腎機能など調べさせいただく。若い女性でむくみがある方は、ビタミンB群の服用を一度は試していただきたい。

学会誌に記載されたある驚くべき症例があった。経済的理由でミルク代わりにイオン飲料を多飲させた乳児が脚気衝心となった。心筋症や心不全とあやうく誤診断されそうになったそうであった。

粉ミルクは高価であり、イオン飲料は安価である。テレビでイオン飲料の宣伝をくり返し流されると、短絡的にミルク色のイオン飲料は乳児にもミルク同等の栄養があるに違いないと思い込んだようだ。その動機の一部に困窮があると思うが、不幸な母児を支える育児経験者が周囲にいなかったからでもあろう。イオン飲料は栄養的にはほとんど零に等しい。多量の糖が入っているのでむしろ有害である。ミルク代わりにイオン飲料を飲ませるなどあってはならない。

脚気は珍しい疾患ではない。脚気ではないかと疑りの目で見ることで、ビタミンB剤を服用していただくだけで一部の心不全を治すことができる。

睡眠と心の３０ヶ条

一般の人が手軽に服用しているのが不眠症に対する睡眠誘導薬である。もちろん向精神薬である。向精神薬を使わずに安眠を得るための、当院の「睡眠と心の３０ヶ条」を紹介しよう。

1、睡眠薬はなるべく服用しないようにしましょう。
2、ストレス、緊張感は少なめに。
3、家族、友人とのつきあいは大事にしましょう。
4、朝起きたらすぐに日光を浴びる。
5、毎日、適度の散歩と運動。
6、就寝前は、温かめの風呂で体を温めてから床につく。
7、午睡はしないか少なめに。
8、夜は、十一時までに床につく。
9、お茶、コーヒー、紅茶、ウーロン茶は午後三時以降は飲まない。
10、アルコールは睡眠の質を悪くするから、飲まない。

11、たばこは止める。
12、テレビ、ラジオは午後九時まで。
13、入眠時の騒音を止め、明かりは落として、室温を快適に。
14、電磁波は少なくする。
15、夜はパソコンをしない。
16、寝るときは携帯電話は体から離す。
17、子供には携帯電話は使わせない。
18、睡眠時無呼吸がないか確認する。
19、一部の薬で不眠になることもある。
20、糖質は減らす。
21、主食は玄米とする。
22、スナック菓子、レトルトなどの加工食品を食べない。
23、夕食にはお肉魚を多めに。
24、寝る前にアーモンド、クルミ、カシューナッツ等のナッツ類を食べる。
25、腸は免疫の重要臓器、食物繊維、ラクトフェリンなど有効。
26、ビタミンＡＢＣＤＥはしっかり補給する。

27、ミネラル（鉄、亜鉛、マグネシウム）もしっかり補給。
28、活性酸素を減らしましょう（コエンザイムQ10、ビタミンE、ビタミンCなど有効）。
29、漢方薬も有効。
30、サフランは催眠作用がある。

疾病には医薬品か和漢薬サプリメントの選択も

サプリメントに対する無理解

悲しいことだがサプリメントに対する無理解がある。医学界の中には代替医療を敵対視して、攻撃的にニセ医学に騙されてはならないと声だかに言う者もいる。代替療法を敵対視する医療関係者は概して不勉強な者が多いと私は思っている。

ニセ医学にはホメオパシー、玄米菜食療法、ゲルソン療法、アロマテラピー、アニマルテラピー、癌放置療法、健康に良い水、デトックス、カラーセラピーやサプリメントなどがやり玉に挙がっている。薬品と認めていないこれらの療法にも歴史があり全く無意味と切り捨てるのは危険であるが、これら療法で死亡例が出たりすると社会問題にされる。有効であると考えている人達もいるのだから、1〜2例の不成功例でニセ医学と決めつけるのはどうかと思う。この中で頻度的にも多く使われているが故に、もっとも風当たりの強いのがサプリメントであろう。

ある医師は「サプリメントは健康な人が、健康を維持するために摂取するものです。健康を維持するために摂取したもので不健康になるという事態は、何を持っても正当化できません」と強い口調でサプリメントを厳しく批判している。そして信頼すべきはランダム化比較対照試験をされて効果が確認された医薬品であるとしている。

食べ物には数%の有害物質は混入している

私はランダム化比較対照試験と言えども先述したように、絶対の評価を与えることには賛成しがたい。確かにサプリメントにも少ないながら副作用はある。しかし医薬品と比べて欲しい。医薬品の副作用は多く重症なことがあり、圧倒的に副作用量としては多いと考えている。

そもそも口から入る総ての物は、大小、軽重様々な有害事象はある。一例を挙げるとそばである。そばは私の好物であるが、そばアレルギーで命を落とす人は多い。私が一押しにしている玄米にも有害物質とされるフィチン酸が含まれている。フィチン酸は鉄・亜鉛などのミネラルの吸収を阻害するとされている。１００％安全で１００％有益な食べ物は存在しないのである。すべての食べものには、数％の有害物質が混入しているのである。

草食動物は草や木を食べているが、草や木からすれば食べ尽くされ根絶してはたまらない。草食動物の食べ尽くし防止のブレーキのためか、すべての植物には有害物質が内蔵されている。多くの動物は食べるものを一つの草木の食材に偏れば高濃度の毒が体に蓄積することになる。そのような事態を避けるため、複数の植物を食材として、一つの有害物質が増えすぎない安全である範囲で取り込む。そして複数の食材から必要な栄養を少しずつ取り込むようにして、一種の草木だけが消滅するのを防いでいる。

ユーカリの葉しか食べないコアラのような食性は例外である。草食動物は自らの進化の過程でその毒を消去できるようにしている。長い長い進化の過程で動物は毒消しの能力を獲得したからできることである。そこには身土不二の法則が隠れている。けして科学で論証されるものではない。

サプリメントは体力の消耗を癒す

「癌患者さんが手術など正規の医療を嫌って、サプリメントのようなおかしなもので治療していたから助からなかった」と、それとなく噂されることがある。癌細胞を殺すためにサプリメントを使用したのであれば、それは明らかにサプリメントの誤用である。サプリメントの誤用のケースを真正面に世間に取り上げられ、サプリメントの有害性を喧伝されれば真実を見失ってしまうことになる。

癌は体力を消耗させる。主としてサプリメントは体力の消耗を癒やし、延命効果を期待して使われる。癌を完治させるためにサプリメントは使わない。それでも良いサプリメントは体力をつけ癌免疫を強める可能性もあるだろうから癌の治療に補助的に有用と言えるだろう。しかも高濃度ビタミンCの点滴療法は体力回復作用と抗がん作用もあるとされている。

多くの疾病を治すため通常の医療では医薬品の使用が主体となる。医薬品について考えると効果があるから薬なのである。しかしながら副作用は無視し得ない。薬効の利点から副作用の欠点を引き算して使用を考慮すべきである。

サプリメントの効果は医薬品ほどではないかもしれない（ただしビタミン、ミネラル欠乏症であれば著効し、医薬品より有効性が高いこともある）が安全性は高いので、引き算すればサプリメントの方が患者さんにとり有利であることがある。私はサプリメントを使うと大半の患者さんの病状回復に有利であると考えている。

良いサプリメントを選択する

医薬品か、和漢薬とサプリメントいずれを選択するかは症状、疾病、重症度、患者さんの体力、患者さんの意思などで両者の併用ないしは一方のみ選択すればよい。自費（サプリメント）診療に対して抵抗があれば栄養療法（サプリメント）は強要しない。現実には患者さんは医薬品や和漢薬を選択するのがほとんどである。自費のサプリメントを併用すれば混合診療となり、一見、経済的負担は大きい。それでも、上質なサプリメントの治病効果は大きい。

コンビニエンスストアで購入する市販のサプリメントでもよいのではないかと反問されるが、市販のサプリメントでは質量ともに善し悪しがあり品質は一定ではなく、自覚症状を有する重症の栄養欠乏症の場合は充分な効果が望めないことがある。しかもサプリメント選定は一般の人には難しい。良いサプリメントを選択することが重要である。

品質用量ともに優れているサプリメントを選択し服用すると一時のコストはかかる。しかし一定期間の食養と栄養療法（サプリメント）で、障害克服の対処法の要領をつかめば通院は終わる。長い目で見れば食養と栄養療法（サプリメント）による治療は、通常の医療より経済的負担が軽いこともある。

サプリメントに抵抗のある患者さんには難しい理論を振りかざすより、易しく語ることが大事である。例えば鉄欠乏になると物事の理解能力が低下して、体の動きが悪くなり、落ち込みやすくなり、皮膚がただれやすくなり、だるさ、痛み、冷えなど諸々の症状病気が起こると説明すると理解しやすくなる。それぞれの症状を癒やすための抗うつ薬、頭痛薬、肩こり薬、冷えの薬、肌荒れ予防クリームを使うが、より簡単にヘム鉄のサプリメント一つを服用するだけでまとめて解決することがあり、治療効果は多方面に有効であると説明すると納得していただきやすくなる。

和漢薬に対して理解が乏しい医師もいる。和漢薬が医療に必要だと考えれば、和漢薬は保険診療で認められているのだから、医療の場で治療薬として活用するだろう。しかし現実には大半の医師は和漢薬を処方しない。多くの疾病治療のガイドラインに和漢薬はほとんど加えられていない。和漢薬は現代医学に必須なものではないとする医師の多いのが現状である。

第5章　ケースレポート

実際に当院の治療例を報告して参考にしていただく。

プライバシーのこともあり、本人が同定出来ないよう内容を大きく変更させていただいたことを、ご了承いただきたい。

内容は変えることにより、全く創作されたかのようであるが、疾患や症状と治療法のあり方はおおむね真実である。


私が診察した和漢薬と栄養療法の組み合わせの有効例は多い。その中で31のケースを掲げる。ただしこれらの例は私のクリニックでの臨床例である。これら症状に類似の疾患をもつ読者は、これをそのまま受け取って、食べ物をかえるだけで治るものと思い込んでいただきたくない。簡単に和漢薬と栄養療法を使えば必ず治るわけでもない。

それぞれの例は一種の難病に近いもので、治癒まで相当の時間がかかるものであった。軽快に至るまで種々複雑な病態が絡み、治療の不成功例もある。読者がホームドクターと私の治療方法について相談されることもあるだろう。ただ分子整合栄養医学や和漢薬に精通した医師は少数であり、相談に正しく対応していただけるか不安も残る。

「いい加減な治療はやめなさい」と患者さんの相談医に言われて私から遠ざかり、しばらくしてから「やっぱり治したい」と言って当院を再診した副腎疲労の患者さんもいた。

願わくば多くの診療医の代替医療への理解と寛容さを望みたい。

本書の記述には医療従事されている読者もおられるので、多少の専門用語が混じっている。出来るだけ一般の方に分かりやすく簡易に解説を付記したつもりではあるが、理解できなければ、読み飛ばしていただきたい。西洋薬を使っただけでは治療困難な症状や疾患を、和漢薬と食養と栄養療法を使って、治せたか軽快化することができたと書いているだけである。ややこしい専門用語や検査内容については読み飛ばしても、大意は理解していただけると考えるからである。

小麦、白米を止めて玄米にすることなどの食生活を食養として、ヘム鉄、ミネラル、ビタミン類のサプリメントを使った治療を栄養療法とすると、概略理解していただきたい。

ここに示す例は経過良好な一部の症例である。残念ながら私が診させていただいた総ての疾患に100%有効とまでは言えない。治療が有効でなかった例もある。しっかり食養が出来なかったり、効果が実感できる前に、経済的理由で治療を中断した例もあったであろう。一方、玄米食や手持ちのサプリメントと私のアドバイスのみで軽快し、通院が不要になった例など把握できない著効例もあったのではないかと推察している。

高血圧や気管支喘息のようにほぼ半永久的に投薬を続ける一般の診療と異なり、心の病などは一定期間、食養のアドバイスと栄養療法を行えば軽快し、通院は短期になることも多い。しかしその後も食養で食生活を正すことを続けることが軽快後も必要である。症例すべての追跡調査はしていないので、その後の症状の把握はしていない。症状が元に戻ってしまい再来する例もあった。やっぱり駄目だと決めつけて精神科へ転医する方もいた。欲望を抑え、食生活を厳しく制御し続けるのは簡単なことではない、不断の食養を続ける強い意志の継続は常人には難しい。

筆者が指導する栄養療法を断念するのは、それはそれで致し方ないかもしれない。それは、すべての食品は合法的に作られ、合法的に販売される。消費者は原材料名表示を確認せず、何の抵抗もなく美味しく食べることを、何人も制限する権利はないからである。

ケース1　夜尿症がビタミンB6で消失

夜尿症で悩む患者さんが時々来院する。その場合は睡眠の質を詳しく聴くことが参考になる。熟睡できるか。よく夢を見るか。とくに夢の中で、トイレを探したり、トイレが混んでいて、我慢していたり、夢の中で排尿できずにつらい思いをすることがあるかなど。尿に関する夢から実際の排尿行動につながり夜尿になることがある。

就寝前にトイレをすましているか。お茶や紅茶を眠前に飲んではいないか。朝すっきり起きられるか。朝起きても、疲れが残っているか。甘いものの食べ過ぎはないかなども聴くことにしている。甘いものはビタミンBを消耗させる。睡眠中の夢などは栄養欠乏で起きやすい。ビタミン補充などの栄養療法が夜尿症に有効なことがある。

10才代少女　小学校時代にも、ほぼ毎晩のようにおねしょをした。中学に入っても夜尿は毎日のように続いていた。夜尿症に漢方が効くと聞いて、漢方治療を希望して来院した。就寝前は必ず排尿しているとのことであった。太り気味で、甘いものが大好きであると言う。スタミナが続かず、夕方になると強い疲れを感じるとのことであった。この訴えから気虚があり、その背景にビタミン欠乏の疑いがある。夢を多く見て、排尿に関する夢は睡眠時に1、2回見るとのことであった。

口から入る糖質を減らし、夕食時のお茶、コーヒーなどのカフェイン類を止めていただいた。カフェインは覚醒効果だけでなく、利尿効果もあり、尿量が増えるからである。和漢薬としては小建中湯《しょけんちゅうとう》などが使われるが、初手として症状からまず必要な物としてビタミンB6を1週間分処方することにした。

するとどうだろう、ビタミンB6だけで、1週間でわずか1回の夜尿ですんだ。さらに次の1週間後にも夜尿は1回であった。母子とも満面の笑みであった。その3回しか受診していない。その後は来院していないので、その後の経過は知り得ないが、当然完治したので来院しなかったと考えている。

一般的には夜尿症の治療薬として、抗利尿ホルモン（腎から水分を再吸収して尿量を減らす作用がある）や抗うつ剤など副作用の強い薬が使われている。本例は安全な栄養であるビタミンB6を服用して、甘いものをへらすだけで、症状は消失した。

夜尿症症例に安易にうつの薬やホルモン剤を投与せず、まずは食事の注意とビタミンBや和漢薬を使用して、それでも無効でやむをえない時にはじめてホルモン剤、抗うつ薬を最後の手段として考慮すべきである。

ケース2　不登校が和漢薬と食養、栄養療法、運動などで軽快

10才代少女　朝起きられない、疲れがひどい、頭痛、立ちくらみなどで、1年間に学校を80日休んでいる。とりあえず学校へ行こうと頑張るが、朝食をとると、すぐにでも睡魔が起こり、その場で横になり眠りに落ちるとのことである。その眠りが長く、両親が強く起こしても起きない。結局、学校には行けない。イライラして動けなくなることもあ

るとのこと。学友との関係には問題はない。アレルギー性鼻炎の既往がある。市販のマルチビタミンを愛飲していた。

舌診では胖大《はんだい》（舌がふくれている）で多少の水毒があると考えられるが、舌色は正常である。食後に強い睡魔やイライラ感が起こることから、低血糖症があると考えてよい。初診時、糖質制限と高タンパク食をすすめる。体力をつけるために、清暑益気湯《せいしょえっきとう》を処方し、栄養療法として総合ビタミンB剤を服用していただいた。

再来時、血液検査の結果から、アルブミンや総タンパクが高く、脱水による血液濃縮の傾向ありと考えた。メタボリック症候群（内臓脂肪が厚く、脂肪代謝や糖代謝の障害された状態）が基本の障害と考えた。尿酸値も高く、酸化ストレスも亢進しているようであった。イライラが強いため清暑益気湯を抑肝散《よっかんさん》に変更した。栄養療法としてビタミンCとナイアシンのサプリメントを追加服用していただいた。

初診から3週間後に再診。震えが止まらないことがあったとのことであり、一時、頭の中がどこかへ行ってしまったと感じたと言う。まだ十分に糖質制限が出来ていないようである。糖の摂取をもっと減らすようすすめた。そのため小麦製品を止めるよう話した。

初診から4週間後の再診、イライラは軽減、立ちくらみも軽快、震えは無くなった。それでも突然睡るナルコレプシー様症状は続いている。今度は亜鉛とビタミンEを追加した。

初診から5週間後の再診、大分良くなってきたが、まだ朝食後に睡ってしまうことがある。食後に軽いランニングなど運動するようアドバイスする。

初診から7週後の再診、かなり良くなった。一回だけ夜中に心臓がドキドキした。少し立ちくらみはあった。

初診から10週後、朝食後の睡魔は無くなった。学校にも楽しく行っている。ニキビも無くなり、体型も締まってきたとのことである。

本症例は低血糖症、メタボリック症候群、ビタミンB欠乏、ミネラル不足、酸化ストレス亢進など多数の要因がからみ、多彩な精神症状を呈している。思春期にはよく見るケースであるが、食養、和漢薬、栄養療法、運動など多方面からの治療が有効であった。

ケース3　チック症がヘム鉄とビタミンBで軽快

10才代少年　小児期より行動チックがあり、某市民病院に通院していた。甘い物を好む。勉強は中程度、運動は少し苦手。夜夢をよく見る。ベッド上で壁をけ飛ばしたり、体動激しくベッドから落ちることもあった。朝は起きられない。朝起きても疲労感が強い。チック症の治療を希望して来院した。

ＢＭＩ１５と痩せ傾向あり。下肢が細く筋肉量が少ないようである。体中の筋肉量は糖代謝と関係する。筋肉量が少なければ低血糖を起こしやすい。舌診で舌色は淡白色、痩《そう》である。血虚がある。自覚症状から気虚もあるだろう。栄養が不足している。糖質制限と高タンパク食をすすめ、小建中湯と総合ビタミンBを服用していただく。

初診から２週後、夢は減って、すこし楽になった。チックは半減した。まだ、朝の寝起きの時は疲れが抜けきらない状態とのこと。血液検査の結果ではフェリチンがかなり低下して、鉄欠乏は重症である。フェリチンは鉄欠乏で低値となり、体内に炎症があれば高値となる。ヘム鉄を処方した。血糖は僅かに高値である。１週間の糖質制限で疲労感が軽減して楽になったとのことであった。糖質制限が有効であったことから、これらの症状の原因の一部に低血糖症があったのは明らかである。

初診から４週後、夢は見ていない。チックは８０％減ったとのこと。

初診から８週後、チックが起こることもあったが、ベッド上で激しく動くことは無くなった。

初診から１６週後、朝すっきり起きられるようになり、疲労感が消失した。

その後、チック症状は消失している。半年後は通院していない。順調に回復して、自宅での食事に注意が払われたことで症状が軽快したので、通院不要になっていると考えた。

甘い物に手を出すと再発することが多い。再発しないように、食養は根気よく長期的に行うことが必要である。

ケース4　トゥレット症候群が小建中湯と栄養療法で消失

トゥレット症候群は多彩な運動性チックと音声チックの両方が1年以上続く場合に診断される。先天性と考えられている。一般には、成長とともに、軽快する例もあり、見守りが大事であり、特別な治療法はないとされている。時により向精神薬も使用されている。現代医学ではそこまでの認識である。実際はトゥレット症候群は食養と栄養療法で治療しうる疾患である。

幼稚園に通う女児　1年前よりチック症状があり唇音をたてたり汚語を発したりする。音に過敏で大きな音が鳴ると怖がることがある。熱性けいれんの既往もある。ビタミンなどの栄養素が欠乏すると音を怖がることがある。ビタミンBの服用をすすめた。さらに小建中湯を処方した。自宅では小麦、白米を止め、玄米食としていただく。血液検査では低タンパクと鉄欠乏が考えられた。タンパク質を積極的に摂取するよう指導し、ヘム鉄も処方した。

腹部超音波検査を行い、高度の脂肪肝を認めた。さらに厳しい糖質制限が有効であると指導した。2週間でチックは半減した。それでも汚言症は残っており、ビタミンCとEPAを追加した。

ところがその後6週たって治療に反して症状は悪化した。見る物に不思議が見えるとのこと（幻視）。自身の尿をなめる不潔行為があったとのこと（異食症）。異食症は食欲の倒錯で土、草、大小便、毛髪などを摂食する行為である。精神遅滞、認知症、統合失調症、妊娠などで見られる。児童では親や家族より愛情が受けられない場合にも生じることもある。異食行為は大地の栄養を取り込もうとする動物返り的行動のようなものかもしれない。それが客観的には異様に映る。つまり栄養失調患者が栄養を摂りたいと願う時、土や草から欠乏しているミネラルなどが得られるという妄念が異食なのかもしれない。人間生活の常識ではあり得ないのだが、自然界にはそのような行為はあり得る。岩塩などのミネラルを取り込むため土を舐め続ける行為は野生動物では頻繁に見られる。

異食症は鉄不足でも生じる。本例は鉄不足が原因だと考えているが、その他の微量ミネラルの欠乏も原因として関わっているかもしれない。とりあえずヘム鉄を倍量にし、厳しい糖質制限を続けていただいた。そうすると、それから1ヶ月後、落ち着きが出て、チックは消失した。さらに1ヶ月後には苦手の運動も少しずつ上手になったとのことである。1年以上食養と栄養療法を続けている。時々チックは見られるが程度は軽く、汚語はなく安定した状態であるとのことであった。症状が安定化したために来院しなくなった。

栄養療法を止めて、数年後、症状の再発を見た。当院に再来した時に、待合室に流した小音量のオルゴール音を恐がり、診察を受ける前に院外へ逃げてしまった。残念だがその後は来院していない。音に異常に敏感であった。小さなオルゴール音でも居ることすら耐えられないほど不快にしてしまう症例があるということを、私ははじめて経験した。

数年間の治療のブランクが回復困難にしてしまった。症状安定後も手を緩めることなく食養と栄養療法を続けるべきであった。玄米食などの食事療法は彼女のような症状が強い場合は一生守るべきである。

ケース5　アスペルガー症候群を糖質制限で治す

10才代男性　子供の頃より嘔吐、下痢など胃腸が弱い。腹痛で頻回に他小児科を受診したことがある。中学の時、友人関係で躓く。以来、友達と上手に付き合えず、不登校を経験している。他院にてアスペルガー症候群と診断を受ける。当院来院時、覇気の無い顔貌で、疲れやすいとの訴えがあった。質問しても返事は遅れ気味であった。

甘い物を止めるよう指示した。症状から低血糖症を疑い75gブドウ糖負荷試験も行うこととした。ブドウ糖負荷試験とはブドウ糖75gを空腹時に服用して、血中ブドウ糖と血中インシュリン値を負荷前、負荷30分後、60分後、120分後、180分後、300分後に測定する。糖と膵臓から分泌されるインシュリンというホルモンの血中濃度の時間的変化を見て糖代謝を調べる検査である。正常であれば糖とインシュリンの変動は少なく、曲線にするとなだらかになるはずである。

75gブドウ糖負荷試験の結果では血糖値は、負荷前79mg、負荷30分後108mg、60分後52mg、120分後104mg、180分後74mg、300分後79mgであった。

血中インシュリン値は負荷前2.2μU、負荷30分後35.6μU、60分後4.5μU、120分後10.0μU、180分後6.9μU、300分後1.3μUであった。

負荷後60分の血糖値に注目していただきたい。52mgである。人の体では血糖が50mg以下になると冷や汗、手の震え、動悸、けいれんが起こる。血糖30mg以下では生命の危険すらある。低血糖が負荷後60分後に起こっているのである。インシュリン値も負荷後30分値は35．6μUと著増している。インシュリン値は経時的に二峰性に上下に変動している。負荷後60分の時点で極端な低血糖を回避するため、インシュリンに拮抗する血糖を上昇させるホルモンが、体中のあらゆる内分泌臓器から同時に放出されていたと想定される。短時間に血糖を上下させるいろいろなホルモンが異常に分泌されているのだ。

体内ホルモンバランスが狂った状態では動悸、けいれんが何時起こっても不思議ではない。手が震え、体中の筋肉が硬直して、不安定な状態となり、冷静な思考や心の安静を保つことは出来ない。心身ともに混乱した状態となる。人とのコミュニケーションが上手に出来るはずも無く、行動は粗暴になり周囲の理解は得られない。人としての温かい絆は彼の周囲から消える。彼を苦しめている犯人は糖であった。

厳しい糖質制限をすすめる。さらにビタミンBの欠乏、タンパク代謝の低下があり、肉魚などを多くして、少量の玄米を主食として、ビタミンBやビール酵母の服用をすすめた。

初診後4週で大分楽になったとのことであった。初診後12週にはほとんど障害は消失した。

このようにブドウ糖のような純粋な糖質は摂取後に急速な血糖の変動を起こし、低血糖を惹起して、心身へ強い障害性があることに注目していただきたい。小麦や白米もブドウ糖とほぼ同じと考えてよく、低血糖を惹起する。本例のアスペルガー症状はこれら糖質主体の食品で引き起こされたのであった。

ケース6　4才の自閉症スペクトラム男児（ＡＤＨＤとアスペルガー症候群）に小建中湯と食養が効いた

幼稚園男児　ＡＤＨＤ及びアスペルガー症候群の診断を受けている。しじゅう動きまわり、お母さんを蹴飛ばしたり、ろれつがまわらなかったり、意味が分からぬ言葉を発したりする。さらに大声で奇声を発する。特に食前では、それが酷くなる。父親が不穏状態と食事との間には関係があるだろうと考えて、インターネットで検索して低血糖症ではないかと疑い、人伝に聞いて当院を受診した。

糖負荷試験をして欲しいとのことであった。ブドウ糖負荷試験はブドウ糖負荷前後7回採血する。4才の子に7回の採血は負担であり、負荷試験は行うべきでない。しかし保護者の認識は正しい。必ずこの子には低血糖症があるだろうから、食養と栄養療法をすべきである。

アトピー性皮膚炎がある、目と目が合いづらい、しじゅう動いている。アトピー性皮膚炎は鉄や亜鉛の欠乏が背景にあることが多い。1回だけ採血させていただいた。鉄欠乏、ビタミンB欠乏、タンパク欠乏であった。

食養として牛乳、砂糖と小麦は止めて、白米をやめ玄米に代えていただいた。処方薬としては、小建中湯、ＥＰＡを使った。さらに栄養療法としてヘム鉄、ビタミンB剤を投与した。最初は飲めなかったサプリメントのカプセルだが、ＥＰＡは朝晩半分ずつ服用している。ビタミンＢはカプセルを崩して食べ物に混ぜて飲ましている。ヘム鉄のカプセルは最初飲めなかったが2週目になって飲ませることが出来た。砂糖は止めている。牛乳は豆乳としている。おやつは果物にしている。

2週後再来時には大分良くなった。牛乳と小麦を止めたおかげで、アトピーでただれた皮膚は綺麗になったとのこと。食後の興奮は少なくなった。爪のへこみが無くなった。血色が良くなった。今まで興味を示さなかったことをし始める。自主的なお手伝いが出来るようになった。便秘が治ってきた。イライラが少なくなった。さとせば、少し我慢が出来るようなった。それでも食事やおやつ前のイライラはまだ強い。多動性は治療前の2／3程度である。

4週後に再来したときは、ヘム鉄、ビタミンB、亜鉛は飲めるようになっていた。奇声、大声やろれつが回らないことはあるが、以前の半分以下になった。さらにプロテインパウダーとビタミンDも加えた。飲ませづらいカプセルや漢方を工夫して服用させている。細かい観察をして何がいけなかったかを反省しながら、対応を進めるなど保護者の努力には頭が下がる。短期に症状は軽快して明らかに食養と栄養療法は有効であった。

児童精神科医師の認識は自閉症スペクトラムは生まれながらのものであり、疾病と考えず、従って治す治さないの問題ではなく教育、支援、理解の問題とされる。もし自閉症スペクトラムが治療不可能と断定しているのであれば明らかに間違いである。自閉症スペクトラムの一部は食養と栄養療法で治しうるのである。自閉症スペクトラムに対しては6才前の幼児期から治療を開始することの重要性を強く感じた症例であった。

ケース7　じんましんが食養と桂枝加黄耆湯で軽快

30才代男性　じんましんで他の皮膚科医院を受診しているが、いっこうに軽快せず、全身がかさかさの状態で掻痒で眠れないとのことである。抗ヒスタミン剤を内服し、ステロイド軟膏を日に2回塗布している。花粉症の合併や、卵の食物アレルギーがある。手足が冷える。フケが多い。

甘い物や小麦を止め玄米にしていただいた。抗ヒスタミン剤は止めて、桂枝加黄耆湯《けいしかおうぎとう》を処方し馬油をステロイド軟膏代わりに使っていただく。1週間後には症状は半減した。かゆみは軽減しほぼ無い。じんましんには桂枝加黄耆湯のみで軽快している。

この患者さんは3ヶ月後花粉症の症状が出て、抗ヒスタミン剤の内服と点鼻点眼とビタミンDを追加した。しばらくして内服点眼点鼻の抗ヒスタミン剤は中止できた。ビタミンDが花粉症症状を軽減させたからであった。

しかし甘い小麦製品のケーキを食べると、次の日再び発疹が増悪してしまった。このエピソードでこの患者さんのじんましん発症には小麦が関わっているのは明らかだ。

アレルギー学会では小麦アレルギーの治療として、極少量の小麦を食べて、毎日のように徐々に摂取小麦の量を増やす脱感作療法が行われている。しかし遺伝子組み換え小麦自体が有害であるとすれば、小麦自体を排除することの方が好ましいのではないか。その意味で脱感作療法の成果に疑問符がつくと考えている。

調教しえたと思われた飼育された猛獣でも、あくまでも猛獣であり、一時的な感情の動きで人に危害を加えることがある。遺伝子組み換え小麦も猛獣のごとく脱感作治療で手なずけ征服し得たと思っても、時として想定外の重大なアレルギー発作を起こすものである。似たようなことは原子力にもいえる。原子力エネルギーが人の手に負えるものでないのは福島原発の事故がそれを物語っている。脱感作療法で小麦アレルギーを征服できると考える人智には疑問が残る。古代小麦などへ戻すべきだ。

ケース8　糖質制限と栄養療法でＤＰＰ４製剤の使用を止めることができた糖尿病症例

以前より欧米の民間では、厳しく糖質制限する食習慣を守って健康を維持していた人々は少なからずいた。

医学会は糖質制限に否定的で、米国糖尿病学会は糖尿病食事療法では炭水化物は生命維持に欠かせない栄養であり、一定量はしっかり摂るべきとしてきた。日本糖尿病学会も米国糖尿病学会に追随して、日々一定量の糖質は必要としている。具体的には食事カロリーの５５～６０％は糖質とすべきだとし、厳格な糖質制限を危険視していた。

しかし２０１３年の日本糖尿病学会の食事療法ガイドラインでは、糖尿病食では炭水化物の比率は摂取エネギーの５０％以上で６０％を越えない範囲とすると変更されている。炭水化物の比率を５５％以上から５０％以上と変えている。５％減は僅かもしれないが、今まで数十年必要糖質を５５％以上にこだわっていた糖尿病学会は糖質を減らすべく舵をきったのである。歴史的大転換であり、糖質制限支持者に歩み寄ったようでもある。それでも糖尿病学会の医師の多くはいまだに糖質制限という言葉に過敏に反応し厳しく否定し続けている。

オルソモレキュラーメディスン（栄養素を最適に保つことで身体機能を向上させて病態を改善させる治療法）では血糖のコントロールには糖質制限が第一で、糖尿病だけでなく糖に関係する疾患すべてで糖質量を減らすべきとされている。

ＤＰＰ４阻害剤を服用していた糖尿病の患者さんを、糖質制限だけでＤＰＰ４阻害剤内服を不要とさせることが出来た例を紹介する。

６０才代男性　１０年前より糖尿病用薬を服用している。２００８年４月にはＨｂＡ１ｃ８．５％であった。自覚症状として頻尿、夜間多尿、疲労感、両足のしびれなどの不快感を訴えていた。糖尿病用薬を、症状にあわせて薬剤を変更しつつ処方を続けた。二種の血糖降下剤服用で低血糖発作を起こしたこともあった。２０１２年９月にはＨｂＡ１ｃ６．６％であり、ＤＰＰ４阻害剤一剤で管理していた。

そこで糖尿病薬をやめる目的で、白米を玄米へ代えて、その他の糖質を厳しく制限していただいた。さらに栄養療法として、糖尿病に有用なビタミンＢや亜鉛などのミネラルを補充することとした。運動療法として軽い筋トレもお願いした。

２０１２年１１月にＨｂＡ１ｃ６．０％となり、ＤＰＰ４阻害剤を中止した。２０１３年５月には食養と栄養療法のみでＨｂＡ１ｃ５．８％となりほぼ正常化している。このように、非重症Ⅱ型糖尿病であれば、糖質制限と代謝を改善する栄養療法で糖尿病薬を中止させることが出来ると考えている。

体重の推移についても当初８２ｋｇあったが、２０１３年２月には７５ｋｇまで低下している。今では、食事で少し糖質制限を緩めているため、体重が７７ｋｇ前後である。自覚症状の頻尿や夜間多尿、疲労感なども軽快傾向にある。こうして約5年経過している。肉魚野菜は自由に摂取できるので糖質制限は比較的楽に行える治療法である。

糖質制限の治療前には検尿で糖とタンパクが陽性であった。治療後は尿糖は消失し、尿タンパクも陰性化した。糖尿病性腎症の初期は尿に微量のアルブミンが出てくる。通常その程度のアルブミンでは尿タンパクは陰性である。尿タンパク陽性であるということは、多量にアルブミンが尿に出ていることを意味する。糖質制限治療前は進行した糖尿病性顕性腎症の状態であった。糖質制限治療後はタンパク尿がなくなり、糖尿病性腎症が軽快した可能性がある。糖質制限が腎症の進行を遅らせたと考えている。

足のしびれも消失している。足のしびれは糖尿病性神経症といわれる。難治な症状であるが、ビタミン、ミネラルの補充が糖尿病性神経症を軽快させたと考えている。糖尿病性腎症と糖尿病性神軽症は糖尿病の薬では治すことは困難である。食養と栄養療法だから治療しえたと考えている。もう一つ本例に効果があったのは筋トレを含む運動療法も忘れてはならない。

糖質制限開始後7年目、患者さんの判断で糖質制限を緩めたためHbA1cは9.1%と悪化してしまった。リバウンドはある。やはり厳しい糖質制限を一生持続的に行うことは難しい。ただ玄米食は続けていたのが救いであったのだろう、尿タンパクは陰性のままであり、下肢糖尿病性神経症は認められなかった。

コレステロール値や肝機能などの血液検査値、下肢のしびれ、視力障害の程度などの自覚症状に加え脂肪肝なども考慮に入れ、多分析の観点から糖尿病重症度を判別すべきである。HbA1cだけが糖尿病コントロールの基準ではない。

厳しい糖質制限ができなくとも、マイルドな糖質制限と玄米食と栄養療法、さらに年齢相応の運動を続けていれば、HbA1cが多少高値であったとしても、重大な糖尿病の合併症状を起こしづらくできると私は考えている。

ケース9　脊椎管狭窄症による腰痛にコンドロイチン・ヒアルロン酸と和漢薬で

60才代男性　腰部脊椎管狭窄症（加齢などにより変形した椎間板と背骨から突き出た骨により神経が圧迫される疾患）にて他院を受診している。和漢薬治療を希望して来院した。桂枝加朮部湯《けいしかじゅつぶとう》を処方すると少し腰痛は軽快した。しかしまだ腰痛、下肢痛と下肢のむくみはある。糖質制限をお願いした。さらに、肉・魚・卵を今までより倍は食べるように指導した。そしてコンドロイチンとグルコサミンを服用していただく。2ヶ月すると、腰、下肢の痛みは少しずつ良くなった。桂枝加朮部湯を五積散《ごしゃくさん》に変更する。4ヶ月後にはなお腰痛はあるが、　時ではあるもののまったく痛みのない時間帯もでてきた。その後、腰部の疼痛は徐々に時とともに軽減した。

体内の代謝は常に変化している。当然骨組織も変動している、壊されては作り変えられる。スクラップアンドビルドである。子供の場合はスクラップアンドビルドがめまぐるしいスピードで骨の中で起こっている。特に腕や脚の長い骨は日々伸びている。骨端を壊し、より太くより長い骨を作る作業が行われている。多量の栄養素がその代謝を支えている。老人でもゆっくりではあるが壊された組織の修復は認められるのである。あきらめてはならない。必要な栄養素を、十分すぎる量を与えてやることが痛みに有効である。

老朽化した組織は壊され、壊された組織が分解されて、新しい組織への構成栄養として再利用される。それだけでは足りない、外からコンドロイチンやヒアルロン酸のような栄養を摂取することが必要になる。その意味でコンドロイチンやヒアルロン酸のサプリメントは有用である。

骨はその強度を骨密度と骨質によっている。骨質の強度に関わるのは骨の中のコラーゲンである。コラーゲンは一種のタンパク質である。タンパク質は高血糖の状態では糖化する。糖化はコラーゲンの劣化を意味し、骨折しやすくしてしまう。それだから高血糖の状態は骨質をもろくする。腰痛に対しても糖質制限が治療に必要なわけである。

ケース10　階段歩行困難な膝関節症がコンドロイチン、プロテインとビタミンBで軽快

50才代男性　座敷で安座していた時、何気なく脚を組み替えた。そのとき右膝に一瞬の違和感を感じた。ただそれだけである。その日は何事も無く仕事をこなした。痛みなどは無く、強めにひねると少し違和感を感じた、その程度であった。しばらくそのままにして

いた。徐々に痛みとして感じるようになったのは10日もすぎた頃であろう。そのうちに治るだろうと様子見をしていたが6ヶ月も経っても治らず、鎮痛剤入りの湿布を貼ったが一時痛みは収まるが、いっこうに治る気配は無い。階段を上るのに苦労するとのことであった。コンドロイチンとヒアルロン酸のサプリメントを服用していたとのことで、市販の塗るグルコサミンを塗ると痛みは軽減し、長時間歩くときは重宝だとのことであった。

1年ほど過ぎても変わらない、むしろ徐々に悪化している。手術の必要性があるかを診断していただくため、近くの整形外科病院に、右膝のMRI検査をお願いした。関節水腫、内則半月板変性断裂、内則軟骨も変性中程度、骨靭帯は異常なしであった。中程度変形性膝関節症の診断である。手術適応は無いとのことであった。

痛みというものは、ひょっとしたことから始まる。ぎっくり腰といわれるのも同じである。突然何の障害のない何の異常のない状態から起こるものだと考えられている。じつはその考えは間違いである。疾患というのはある一定の障害レベルまでは、発症を自覚しないものである。急激に起こる症状で初めて気づくのである。

突然発症する喘息、高血圧、痛風、心筋梗塞、脳梗塞、湿疹や蕁麻疹も同様である。単に脚を組み替えただけでは痛みが起こるはずはない。長い期間徐々に関節内の靭帯、軟骨、滑膜《かつまく》などが劣化して、何時壊れてもおかしくない状態であったと考えるべきである。

耐えられない痛みには、痛み止めの使用はやむを得ない。しかし痛み止めでは根本的に治してはいないばかりか、副作用の分だけよりやっかいである。栄養、代謝を正すべく食べ物を見直すべきである。

福岡市で栄養療法を行っている整形外科医の中村博先生へアドバイスをお願いした。糖質制限とビタミンB、プロテインパウダーが有効ですとのことである。

それらサプリメントを患者さんに服用していただくと同時に、患者さん自身で服用しているコンドロイチン、ヒアルロン酸はそのまま服用していただき、その上にさらにビタミンC、ビタミンEをも加えた。1～2ヶ月もすると大分楽になったと効果は目を見張るものがあった。3ヶ月後には痛みは気にならなくなった。年だからあきらめなさいですまされる変形性関節症ではあるが、栄養療法は有効であった。

消炎鎮痛剤を使わずに食養で治す方がいいに決まっている。特にプロテインは、骨質を作り替えるためには大事な栄養であると考えている。プロテインを使いたくない方には肉を多く食べることでも代用できる。やはり肉や魚は高齢者に必要な食べ物である、関節・筋肉・靱帯の障害には肉・魚を今までの倍は食べるべきだ。

ケース11、12　動悸発作とこむら返りがマグネシウムで消失

40才代男性　以前より来院している気管支喘息患者さんである。高血圧もあり、平成26年11月より時々動悸を感じるとのことである。とりあえず、甘い物を減らして、アルコールやカフェイン類を止めていただく。

アルコールやカフェインを飲むと、カルシウムやマグネシウムの欠乏を招き、動悸を起こすことがあるからである。アルコールとカフェインを止めて1週間もすると動悸は少なくなった。それでもまだ時々動悸があるとのことであった。マグネシウムのサプリメントの服用をおすすめする。その後1週間で動悸は無くなった。

マグネシウムは重要なミネラルである。マグネシウム欠乏で不整脈を起こすことがある。現代人はマグネシウム欠乏の人が多いとされている。昔は豆腐の消費が多く、豆腐を作る時必要な苦塩にはマグネシウムが含まれていたため、マグネシウム欠乏の人は少ないといわれていた。現代は豆腐の需要は少なくなっている。さらに工場で作られる豆腐にはマグネシウムが少ないと聞いたことがある。複数の要因が絡んでマグネシウム欠乏に悩む人が増えているのである。動悸だからと抗不整脈の薬剤を使う前に、食べ物に気を配ることで動悸を治せることもある。

60才代女性　定期的に検診などで通院している。今回は足がつり、とても痛いとのことで来院した。芍薬甘草湯《しゃくやくかんぞうとう》の投薬を希望していた。こむら返りや筋肉のけいれんの特効薬が芍薬甘草湯である。服用すると直ちに効く。医療機関で広く使われている。

しかし私は原則、こむら返りには芍薬甘草湯は使わない。まれにしか起こらないが芍薬甘草湯には危険な副作用があるからである。芍薬甘草湯を服用するとカリウムが極度に低下することがまれにある。高齢者にはとくに起こりやすい。和漢薬はすべて安全と安直に決めつけない方が良い。和漢薬も薬である。薬であれば効果と一緒に副作用もあるはずである。芍薬甘草湯より安全な治療法として、マグネシウムの服用をすすめた。そしてマグネシウムを2ヶ月間ほど服用して脚のつりは消失した。

コーヒーなどに含まれるカフェインは、利尿効果があり、多飲すると当然頻尿になる。排泄される尿量が増えるに比例して、ミネラルは尿に多量に流れ出てしまい体内に欠乏をきたす。カルシウムやマグネシウムは欠乏しやすいミネラルである。カルシウムやマグネシウムは神経や筋肉の生理活動に重要な役割を担っている。欠乏すると、筋肉のけいれんや心臓の不整脈を起こすことがある。アルコールも利尿効果があり、同様な機序でミネラル欠乏を起こす。糖尿病の高血糖も高浸透圧利尿を誘発し、ミネラル欠乏を誘発する。マグネシウム欠乏の場合は、糖質、カフェイン、アルコールを減らすことが有効であるとともに、マグネシウムのサプリメントを服用すべきである。

この2例はマグネシウムによる抗不整脈作用と抗けいれん作用を期待して使用した。極度のマグネシウムの欠乏は、心停止など重篤な疾患を招く恐ろしい事態であることも知る必要がある。

ケース13　食後のふるえ、めまいが和漢薬と食養、栄養療法で消失

20才代女性　年1～2回、食後2時間後にふらつき、めまい、脱力感、手足の震えなどで立っていられない発作があった。初診の4ヶ月前から、発作の頻度が増え、症状も悪化した、毎日震えが起こるようになった。うつ、パニックの既往もあった。疲労感が強い。ご自身でインターネットで調べ、低血糖ではないかと疑い当院を受診した。

持参した他院受診時の血液データは鉄欠乏、僅かな高血糖、高ACTH（ACTHは脳下垂体から出される副腎皮質を刺激するホルモン）、高Cペプタイド（インスリン抵抗性を表している）である。理論的には高血糖は時間が経つと低血糖に変化する。高ACTHは副腎機能低下があり、副腎機能不全を意味している。

副腎機能不全であれば疲労感を訴える、いわゆる副腎疲労である。高Cペプタイドも高インシュリン血症を意味しており、低血糖を誘発することがある。ご自身が診断したように主体は低血糖症である。さらに鉄欠乏、ビタミンB欠乏、タンパク代謝の障害もある。甲状腺機能低下もある。

これら一連の代謝異常は一つ一つは軽症でも、三つ四つと重なればもはや重症である。即座に厳しく糖質制限をお願いした。小麦、白米は厳禁として、少なめの玄米食を主食としていただく。和漢薬は抑肝散を処方し、ヘム鉄、総合ビタミン剤をさしあげた。万が一、けいれんや意識消失などの低血糖発作が起こったときのためブドウ糖を持ち歩くよう指導した。もちろんブドウ糖をそのまま飲むのは本来は有害であり、精製されたブドウ糖の使用は低血糖症の人は避けなければならない。この場合ブドウ糖は必要悪で、あくまで極度の低血糖発作で意識障害など有事の事態のためと説明する。

腹部エコーで内臓脂肪の厚さは３．９ｍｍと正常であったが、肝臓に脂肪沈着を見る強い炎症を認めた。幸い、食養と栄養療法で、わずか4日で自覚症状は軽減した。よく眠れるようになり、パニック、めまい、脱力感、ふらつきは消失した。ただ、いらいらはあるとのことであった。その後も時々ふらつき、めまいや嘔気が出て、抑肝散を苓桂朮甘湯《りょうけいじゅつかんとう》へ変更すると、めまいは消失した。その後半年ほど経過を見ているが、完全ではないが、ほぼ症状は消失している。甘い物や小麦白米を完全に食べていない。甘い物が恋しいという心の葛藤はあるとのことである。

このように一般の人でも低血糖症という病名が認知されているにもかかわらず、多くの医師が低血糖症に対する知識が乏しいのは残念である。彼女が精神科を受診すれば、抗うつ薬を、循環器科を受診すると抗不整脈が処方され、彼女の病気はけっして治らず、ただ症状押さえで永続的に服薬を続けることになるだろう。

ケース14 パニック障害を食養、栄養療法と和漢薬で治す

30才代女性 パニック障害で20年前より、向精神薬を服用している。全身倦怠感、閉所恐怖症、不眠症もある。舌診で血虚が見られる。

初診時、糖質制限のアドバイスと炙甘草湯《しゃかんぞうとう》を処方する。検査で貧血、亜鉛欠乏やビタミン欠乏を認める。とりあえず頻回にレバーを食べ、肉を倍量食べていただく。ヘム鉄を服用していただく。婦人科受診をお願いした。「子宮筋腫があり、貧血になりやすい筋腫である」との診断があり、子宮筋腫による出血性の鉄欠乏と判明した。有経女性の鉄欠乏は大半が月経による出血が原因である。

ヘム鉄を処方して2週後には、夜中のパニックは減弱してよく眠れるようになった。しかし坂を上る際にはまだ苦しいと訴える。その2週後に頭痛は減った。肩こりも少し減った。その4週後、登坂しても苦しくはなくなった。そこまで軽快しても不安感は強く炙甘草湯を抑肝散に変更する。その後はパニックは頻度を減らし、時々起こすが自身で制御できる程度になった。ヘム鉄は効果があった。その後ヘム鉄に加え亜鉛、ビタミンBも服用していただいた。徐々に軽快してほぼ症状は軽快した。

20年続いたパニック障害は治療に時間がかかった。4ヶ月間ヘム鉄服用を続けて自覚症状は消失した。しかし血液検査数値では体内の鉄不足は十分には回復できない状態であった。最低でもヘム鉄などの栄養療法は1年以上は必要なことがわかる。

しかし症状が消失した時点で通院は止まっている。病態はきちんと説明して、食事への注意はしっかりアドバイスしてある。食事療法でゆっくりではあるが、軽快するであろうことは彼女に伝えていた。食事と市販の栄養食品で回復できるという自信があったのであろうと理解した。一歩一歩食養をすすめて、最後はパニック障害は完全に克服できるだろうと信じている。

ケース15　失神、過呼吸、脱力に食養、カンジタ症にオリーブ葉

50才代男性　１０年前より高血圧、高脂血症、狭心症と気管支喘息で受診していた。喘息発作ではない呼吸困難とめまいがあり、苓桂朮甘湯《りょうけいじゅつかんとう》を処方した。

その後も息苦しく、階段を上るのも苦しいとのことである。両手足のしびれもあり、某大学病院では心因性とのことであった。他の心療内科クリニックを受診し精神安定剤を処方され服用していた。職場で意識が消失して、立ち上がるまで２時間かかり、同時に過呼吸もあった。それ以来はふらふらして仕事へ行けない。電車でパニックとしびれを起こすなど外出ができない状態が続いている。

本人と相談して、精査のためブドウ糖負荷試験を行った。負荷後１８０分で血糖は６７ｍｇと低下している。負荷後１２０分で手にしびれを訴えた。前出したように血糖６７ｍｇは重症の低血糖である。血中インシュリン値は負荷後３０分で８８．８μＵと異常高値である。負荷後３０分してインシュリンが多量に放出されて、インシュリンが血糖を下げて、負荷後１８０分には低血糖発作を誘発している。低血糖症が失神やめまいの原因であると考えてまちがいない。糖質制限を指示させていただいた。

指導後しばらくは、本人なりの不徹底な糖質制限をしていたと思われる。充分な効果は

なく調子は悪かった。しっかり糖質を避けることもなく、夏には熱射病により（？）2回職場で倒れたとのことであった。手の筋力低下もあった。総合ビタミンB剤を服用していただいた。ビタミンB欠乏症状が軽快したおかげか、2ヶ月もすると、筋力低下は大分良くなり、ふらふらは少なくなった。しかし食思不振は時々あった。ある日、自宅で白いパンを多めに食べた直後であった、過喚気発作《かかんきほっさ》が2回続けざまに起こった。過換気発作はパンのような糖質が低血糖を起こしてパニックを起こしたからだと、やっと本人も心底納得して、以来真剣に糖質制限を守るようになった。

厳しい糖質制限が効いてきた。しびれは少なくなり、倒れることはなくなった。それでもまれにめまいとふらつきがあった。口腔カンジダ症があり、他院で抗カンジダ薬を投薬されたとのこと。当院では亜鉛、ヘム鉄、ビタミンEを処方。カンジダに対してオリーブ葉を追加処方した。オリーブ葉を服用すると、むかむかが取れたようだとのことであった。亜鉛の服用で以前からあった湿疹が良くなった。パニックやけいれんは消失した。

気管支喘息もありステロイド吸入、甲状腺機能低下症へ甲状腺ホルモン剤を投薬している。すべての症状は徐々に軽快して、仕事にも復帰している。軽い疲れ、しびれ、めまいなどはあるが体力が回復して徐々に良くなったとのことである。

彼は高血圧、喘息、関節痛、過敏性大腸炎、慢性疲労症候群、湿疹などの疾患があり、低血糖症・インシュリン抵抗性・カンジダ症さらにカンジダによるリーキーガット症候群なども合併している。かなり難解な病態である。それ以外に私には知る由もない複雑な病態がさらに潜んでいる可能性はあると思われた。

タンパク欠乏、鉄欠乏、亜鉛欠乏、カルシウム欠乏、ビタミンB欠乏に対するサプリメントと食養を守ることで少しずつ軽快し、時間もかかり、現在のように良好な体調になるまで長い道のりであった。

現在も厳しい糖質制限とミネラルのサプリメントを継続している。これからも彼が厳しく食事管理することなくしては良い体調を維持することは出来ない。以降も悪化する可能性もあり経過を慎重に診させていただいている。

ケース16　うつが玄米と香蘇散で、不眠症がカフェイン断ちで消失

60才代男性　10年ほど前、胃腸の状態が悪く、当院で胃薬を処方したことがあり、腹部不快感、しぶり腹など過敏性大腸炎の症状もあった。そのほかにも陰部への痛みあり、泌尿器科受診して異常は見つからなかったこともあった。肩が痛み肩こりで受診したこともあった。一時期喘息症状でステロイド吸入をしたこともある。そのような多彩な身体症

状で受診していた。以前から、他院でうつの2種の精神安定剤を処方されていたことをその時、私は知らなかった。その後しばらくは当院へ顔を出していなかった。

それから5年後、かぜと動悸があり、胸苦しいとして再来した。胸部レントゲン写真で異常なく、心電図にも異常は無かった。血管年齢にも、心エコーでも重大な異常は考えられなかった。とりあえず糖質制限を指導し、玄米を中心とした食事とカフェインを減らすことをすすめ、香蘇散《こうそさん》を処方した。

カフェインを止めたのは、症例ケース11で述べたように、カフェインが動悸を起こすことがあるからである。2週後には動悸は消失している。さらに4週後には今まで信じられないくらいよく眠れたとのことであった。10年間服用していたうつの薬と睡眠薬を自己中止したという。食養と香蘇散でうつと不眠の症状は無くなったのであった。この時初めてうつと不眠症で精神科の治療を受けていたと、私は報告を受けたのである。

カフェインと糖質は不眠症を引き起こす。睡眠薬を希望する患者さんが来ると、私は睡眠薬は処方せず、ただカフェインを午後3時以降は飲まないよう指導している。香蘇散は風邪薬として使われるが、うつにも効果がある。副作用も少なく私はうつの治療には香蘇散を頻用している。本例に一番効果があったのは糖質制限を中心にした食事療法であった。その後、抗うつ薬と睡眠薬を止めて半年経つがうつや不眠は全くない。香蘇散は続けている。

一般的にはうつの人は胃腸が悪いことが多い。胃腸の機能低下があると必要な栄養素をしっかり消化吸収することが出来なくなる。その結果、脳を動かすエネルギーが不足するから、精神活動に支障が出るのである。精神疾患にはまず胃腸の改善から始めなければならないと申し上げている。そのためには玄米の食物繊維が有効である。食物繊維は腸内細菌に栄養を与えることにより、精神活動に必要な神経伝達物質を腸と腸内細菌が共同作業で作るのを手助けしているのである。

ケース17　学校になじめず問題行動が多い中学生への食養

10才代少女　疲れやすく、頭痛、足はつる。学校では些細なことでイライラする。教師のわずかな注意にも怒り出し、教室を出て行ってしまう。自分でもなぜそんな行動になるか解らないと言う。教師にも手にも負えないと言われる。アイスクリーム、チョコレートなど甘い物や小麦製品が大好きである。
初診時、舌診で血虚と胖大《はんだい》がある。不眠傾向がある。食養を指導して総合ビタミンB剤を服用していただく。再診時、症状はかなり軽快したとのこと。血糖は96mg／dlと正常値である。血糖が正常であったとしても糖代謝が正常であるとは言えない。

この例も糖質制限が有効である。糖代謝の異常がイライラの原因と想定される。軽度の鉄欠乏もある。ＬＤＬコレステロールは低値である。肉や魚のタンパク質、脂質を倍量にして、糖質制限を続けるように指導する。さらにヘム鉄を服用するようすすめ、和漢薬として抑肝散を使用した。２週間後には治療の効果がでて、イライラが減った、頭痛は軽快したなど、諸々の症状は半減した。学校の先生の話に切れることは少なくなった。

糖質を食べた後、急に怒りを抑えることが出来なくなり、暴力的になる事があるとされている。そのような場合低血糖症状が隠れていることがある。１回の測定時の検査で血糖値が正常でも、時間的経過で急な血糖の低下があれば、ホルモン異常を惹起して怒りの症状が現れることがある。その場合も低血糖症である。採血時の血糖値が正常であるからと糖代謝の異常を否定してはいけない。病に苦しむ人の訴えに真摯に耳を傾けることから低血糖症の理解は始まる。

幼弱期に糖を過剰に与えられると糖代謝の障害を起こし、成長した後でも糖代謝の障害は続くのだろうと考える。そして糖代謝が障害されれば、精神が不安定になり、行動が攻撃的になるとされている。

胎児をおなかに抱えた妊婦や赤ちゃんは甘いものは控えて、タンパク質、ビタミン、亜鉛、鉄といった重要な栄養素を多く摂取することが重要である。食養を始めるのには妊娠中からで、早ければ早いほうが良い。食養が遅れ思春期になってしまうと治療困難になる例が多い。それでも手遅れとは言いきれない。食養、栄養療法で健全化できた思春期例を数例経験している。

糖質制限とタンパク質、ビタミン、亜鉛、鉄を多量に摂取することが問題行動を抑制する最も安全で、副作用のある薬を使わない方法である。

ケース18　重症不眠症、呼吸苦、肩こり、頭痛が帰脾湯と食養で

50才代女性　毎晩睡眠薬を服用する不眠症であった。耳閉感があり、走ると苦しく、痩せ、手の震え等もあり来院した。舌診で瘀血、血虚を認めた。清暑益気湯《せいしょえっきとう》を処方した。

検査では低タンパク、軽度貧血、中性脂肪低値、甲状腺機能亢進症、ハウスダスト、ダニ、スギにアレルギーがある。手の震えは甲状腺ホルモン値が高いために起こっている。甲状腺機能亢進は橋本病（甲状腺の自己免疫疾患で初期には甲状腺機能亢進症となり、時間が経つと次第に機能低下になる疾患）によるものであった。清暑益気湯の効果があり、胸苦しさは楽になった。亜鉛、ビタミンB，ヘム鉄も処方した。

不眠症で、他院で睡眠薬を処方されている。睡眠中悪夢は毎夜のようであった。ビタミンB服用で悪夢は消えた。一度、睡眠薬依存症になると簡単には睡眠薬からの離脱はできない。食養を守っても充分には眠れないとのことで、帰脾湯《きひとう》を処方する。帰脾湯で少し不眠症は改善して、熟睡とはいえないが眠れるようになったとのことであった。それでも十分な量の睡眠を望んで睡眠薬を強く希望したため、私としては不本意ながら、やむなく少量の向精神薬を処方した。

数ヶ月後には甲状腺機能亢進から徐々に機能低下となり、甲状腺ホルモン剤の補充を必要とした。半年の食養と栄養療法で、やっと向精神薬なしで眠れるようになった。ヘム鉄、亜鉛、ビタミンBは量を減らしながら現在も服用していただいている。かなり頑固な不眠症であったが、食養、栄養療法、和漢薬と甲状腺ホルモン剤で睡眠薬なしで熟睡できるようになっている。

ケース19　うつ、パニック障害を清暑益気湯と食養、栄養療法で

30才代女性　産後うつ、パニック障害にて心療内科で向精神薬を処方されていた。疲れやすいとの訴えで当院を受診した。表情は比較的明るい。私の治療法を説明すると、よく

理解していただいた。経験的にこういう患者さんは予後がいいと思う。

まず食養指導をして清暑益気湯《せいしょえっきとう》を処方した。血液検査では鉄欠乏、ビタミンB欠乏がある。尿酸値が顕著に低下している。尿酸は一般的には痛風の原因として、悪者扱いされている。尿酸は有害物質なのだろうか。とんでもない、尿酸は活性酸素を消去する大事な役割があり、血中に一定量は必要である。尿酸低値は多くの疾患を誘発する。尿素窒素も低かった。尿素窒素の低下はタンパク代謝が低下していると考えられる。栄養療法としてビタミンB、ヘム鉄を処方した。

1週後には元気になり、お腹の調子が良くなった。よく眠れ、朝すっきり起きられるようになったとのことであった。その後も動悸発作は時々訴えていたが、数週すると軽快した。うつ、疲れもパニックもなくなった。3ヶ月後は当院へ通院していない。

1年後に再び来院した。疲れる、うつっぽい、イライラしやすいとのこと。今回は徹底して精査治療をしたいとのこと。プロテイン、ビタミンC、ビタミンDを服用していただいた。検便によるヘリコバクター・ピロリー菌の検査は陽性であった。腸炎のくり返し、つかれ、うつなどの全身症状はなかなか良くならない。本人がインターネットで検索して、腸カンジダ症の可能性がありそうだ、食物アレルギーの検査をすればもう少し病態か解明できるのではないかと考えたとのことであった。

ＩｇＧＲＡＳＴとカンジダ抗体&抗原パネルの検査をすることにした。ＩｇＧＲＡＳＴは通常の保険診療で調べるＩｇＥＲＡＳＴとは異なり、日本では調べられない。米国に検査機関がある。私の知る検査機関へ依頼することとした。

ＩｇＧＲＡＳＴは１１５種の食材のＩｇＧ抗体を調べる検査で、もし食材にアレルギー反応が陽性となれば、その食材を約６ヶ月間口にしなければ、アレルギー症状は軽快することが多いとされている。彼女のＩｇＧＲＡＳＴの検査結果では卵、牛乳、スパイスのチリ、アーモンドに陽性であった。卵、乳製品、アーモンドを摂らない食事をお願いした。それらアレルゲン除去食で、症状は著しくよくなった。カンジダ抗体&抗原パネルの検査結果ではカンジタＩｇＭ抗体が擬陽性で、ＩｇＧ抗体とＩｇＡ抗体は陰性であった。カンジダによるリーキーガット症候群の可能性は少ないと考えた。

経過を見て、ヘリコバクター・ピロリー除菌や尿酸値の正常化など治療すべきことが残っているが、ＩｇＧＲＡＳＴ陽性食品を制限したことで、症状は軽快したため、来院しなくなった。栄養療法の主体は患者自身であり症状が軽快すれば必ずしも来院しなくてもよいと考えている。

60才代男性　10ヶ月前より、前胸部食道と思われる部位に炎症がある感じがするとのことで来院した。水溶性吐物を訴える。六君子湯《りっくんしとう》を処方すると楽になるとのことであった。胃カメラを依頼して、逆流性食道炎の診断を得た。逆流性食道炎は胃から食道へ胃酸が逆流して、食道がただれることによる。胸焼け、げっぷ、咳、吐き気などの症状が出る。消化器科医師よりPPI製剤を処方するように指示があり、以来、PPI製剤を服用すれば症状は消失した。

PPI製剤はプロトン ポンプ インヒビターといわれ、胃液の分泌を抑える作用で胃や食道の薬として頻繁に使用されている。胃液の中の胃酸は胃潰瘍や食道炎を起こす。胃酸を減らせば食道炎の症状を治めることが出来るわけだ。効果はあるが、治ったと思い服薬を止めると、また症状がぶり返す。このように、PPI製剤は次々と続けて服用することになる。薬の習慣性・依存性を起こす。依存性の問題だけではない、それ以外にも問題がある。

昭和時代は消化器疾患の大半は胃十二指腸潰瘍であった。最近は逆流性食道炎患者が、胃潰瘍の患者より数の上では多くなっている。逆流性食道炎の特効薬だからとPPI製剤で常時胃液分泌を抑えることは、副作用の面で疑問が生じる。胃は重要な消化器官であり、消化酵素を出す臓器でもある。

例えば、タンパク質を大きな塊から小さな塊にして、腸でさらに細かくする前処置をしてくれる。消化酵素だけでなく、それと劣らない大事な物質を胃液中に分泌する。それは塩酸である。塩酸は食物に混じり込んでいる結核菌などの、有害な細菌を殺し、腸結核にならないよう予防し、生体防御に重大な役割を持つ。さらに野菜の鉄成分は無機鉄であるが、無機鉄のままでは腸管から吸収できない。吸収するまでもう一手間が必要である。その手助けを塩酸がしてくれる。塩酸は鉄を吸収しやすい形に変えてくれるのである。つまり、胃酸が無いと体に必要な鉄の吸収は減ることとなる。そのような訳で、ＰＰＩ製剤の連用は不都合な症状を誘発する可能性を孕んでいる。ＰＰＩ製剤は漫然と投与すべきではない。消化管粘膜バリア機能障害の誘因となるとさえいわれている。

日本は世界一の遺伝子組み換え食品の輸入国である。輸入小麦は遺伝子操作されていることが多い。ウイリアム・デイビス氏は遺伝操作された小麦は肥満、高血圧、糖尿病、心臓病、内臓疾患、脳疾患を発症させていると説き、小麦を止めれば胃酸の逆流症状が無くなったと書いている。やはり諸悪の根源は小麦なのだ。

そこで私は小麦を止めるよう指導している。当然、甘い物を止め、白米を玄米にするようにお願いもしている。小麦を止めて玄米にして一月すぎると、体が楽になり、体重は減って、お通じが快適になった。さらに、逆流性食道炎は軽快した。それまで10ヶ月間通院していたのが嘘のようだと言う。その後は1回も受診していない。薬は使わず、ただの一言「小麦は止める」で治療がすんでしまった。

医院経営者としては長期にわたりPPI製剤を処方していれば、患者さんの胸焼けは軽快して、感謝され、毎月のように受診してくれる。「小麦を止めろ」など、耳障りの悪いことを言って嫌われたり、収入面で不利になるのもつまらないと思うかもしれない。そうではない、病気を克服して、通院の必要がなくなるのが本当の医学である。

この治療で「薬より食べ物」との思いを強くした。多くの医療機関で、正しく食事を指導すれば、引っ張りだこのPPI製剤も使用頻度は半減するだろう。

ケース21　認知症にミミズエキスが著効

80才代男性　高血圧、不整脈と認知症で受診している。血管年齢の検査でかなりの動脈硬化を認める。動脈硬化にミミズのエキスが有効とされている。ミミズエキスは以前にも、何人かへすすめたことがあった。しかし、ミミズと耳にしただけで当然のように気味悪がって断られていた。この方もミミズエキスを、断わるだろうと想像しつつおすすめした。拒否的反応と信用失墜をもたらす事態になることを恐れたが、予想に反して家族が興味を示した。服用したいとのことであった。

それから1ヶ月以上たった後、家族が慌て気味に窓口へミミズエキスを所望にきた。ミミズ・ミミズと連呼が響き、待ち合い室の他の患者さんたちがびっくりして一斉に注目したのは当然であった。診察室に呼び入れて事情を聞くと、ミミズエキスを服用していた時は物わかりが良く、受け答えがまったく正常であったが、ミミズエキスが切れると、怒りっぽくなり、元の困ったおじいちゃんになってしまったとのことである。

この例で、ミミズエキスが認知症に有効であることがわかった。その後はミミズエキスを必ず服用させていたとのことであった。この方はしばらくすると、施設に入ったが、ミミズエキスが切れると施設のスタッフが難渋するとのことで、ミミズエキスの差し入れを長期的にされていた。

私がミミズエキスに興味を持ったのは、東方医学会（中医師の学会）で精神科医がうつ病に有効と報告していたからである。ミミズは漢方薬では地竜《じりゅう》と呼ばれている。昭和初期まで民間療法で解熱鎮痛や強壮に有効とされていた。

ミミズ酵素は血栓溶解作用もあり、脳梗塞、心筋梗塞、肝障害などへ広く効果が認められている。糖尿病の予防、脂質代謝のコントロール、動脈硬化の予防、痛風の改善等にも有効であるとされる。栄養的にはとてもバランスがとれた食品と考えてよい。ちなみに私は、認知症の原因も栄養失調だと考えている。昨今、ココナツ油が認知症に効果あると報告されている。認知症には薬より栄養である。

ケース22　無気力、夜間頻尿、息切れがミミズエキスで軽減

90才代女性　便秘で5年前より受診していた。血液検査で軽度貧血があり、血中タンパク質も軽度低下、ヘモグロビンA1c6.3%と糖尿病がある。甲状腺機能も低下している。無気力、疲れやすい、頻尿、動悸、息切れなども強い。最もやっかいなのは食べる量が少ないのである。食が細ればは体力はじり貧になる。

最初はビタミンB群の服用をすすめたが、飲みたくないとのことであった。そこでミミズエキスをすすめてみた。そうすると介護している娘さんが興味を持って使ってみたいとのことであった。1日6カプセルが通常量だが、なかなか飲み込みが上手に出来ず、1日1カプセル程度しか飲めないとのことであった。少量の服用では効果は期待できないと考えたが、しかし1~2ヶ月服用すると、頻尿は軽減して、気力が出てきた。こんなに効

果があるとは素晴らしいと、とても気に入っていただいた。1日でも飲み忘れると、ふらふらして転倒するとのことで、ミミズエキスは必需品となり、不眠症であったが、夜もよく眠れるようになったとのこと。まるでミミズエキスは睡眠薬のように睡眠を誘ってくれるとのことであった。

その後は足腰の衰えは進んでいるが、話したり、考えたりするのは問題ない。それ以外も順調とのことである。半年後の血液検査をしても変わらず安定している。

ミミズの酵素は胃酸や熱で壊れることなく血管内皮細胞にある血栓を溶かす作用がある。つかれ、冷え、頭痛、肩こり、しびれ等にも有効であるとされている。当院ではミミズエキスが一番効くと語る数人のファンの患者さんがいる。64才の女性はミミズエキスを飲んでいると、朝がすっきりしていて、つらいと感じたことはないとのことで長期に服用を続けていた。ミミズエキスは高齢者だけでなく中年の人にも効果があるのである。

ケース23　和漢薬と栄養療法で気管支喘息患者さんの吸入ステロイドが不要になった

60才代女性　花粉症と小児喘息の既往がある。咳・痰あり、呼吸音はゼーゼーしていた。気管支喘息と診断、吸入のステロイドと五虎湯を処方した。心電図では頻脈あり、胸部レントゲン写真では異常はない。血液検査で甲状腺機能の亢進があり、橋本病と考えた。3ケ月後には喘息発作については軽快して、治療を中断している。

その後も春秋の季節には喘鳴《ぜんめい》を発症している。ある日、強い気管支喘息の発作があり、呼吸困難、痰が切れず、眠れない、頭がボーとするなどで来院。小青竜湯《しょうせいりゅうとう》とステロイド吸入に加え、抗喘息薬と強力なステロイド内服を処方する。検査でダニ、スギ、ハウダスト、ブタクサにアレルギーがあることがわかった。鉄欠乏、亜鉛欠乏、低血糖症、ビタミンB欠乏、インシュリン抵抗性がある。喘息発作へのステロイド治療により重症発作より脱出できたが、しばらくは長期に多量の吸入ステロイドや和漢薬の服用は必要である。

そこで食養と栄養療法を提案した。まず糖質を制限して、小麦、白米を止め、玄米をすすめる。ビタミンB剤を服用いていただく。体調は改善したが、その後もステロイドの吸入は必要としていた。気管支喘息は気道の炎症である、炎症を改善するためにはEPA、ビタミンD、ビタミンEが有効である。気道粘膜を強化するためには、ビタミンA、亜鉛、鉄等が必要である。その上に気管支喘息は病態として副腎機能不全の一面も持っている。副腎を強化するためにはビタミンCが有効である。これらサプリメントをすべて服用していただきたいが、経済的には難しい。その中からビタミンE、ビタミンCだけ選択して服用していただいた。

当初はサプリメントで喘息が治せるなど信用していなかったようである。ビタミンCとビタミンEは気がついた時に時々服用する程度で、喘息は良くなったり悪化したりしていた。説得して毎日しっかり服用していただくようになると、喘息状態は目立って良くなってきた。6ヶ月後にはステロイドの吸入は中止できた。その後は補中益気湯と抗アレルギー薬、ビタミンE、ビタミンCで経過を見ている。喘息が起こりそうなときにはビタミンEを倍服用すると発作を起こさないですむとのことである。ただ発作がでた時には吸入ステロイドを使用するよう指導した。それは重症の喘息発作はまれながら喘息死を起こすから、そのような状態になる前に、強力な抗炎症剤であるステロイドホルモンの使用は必要である。

栄養療法にこだわって頑なに保険診療を排除することはあってはならない。栄養療法は未病の段階で有効であるが、疾患に進行した状態では薬物も必要である。本例はその後通院はされなくなった。再発して他院を受診しているかもしれない。

30才代女性　16才の時からびまん性汎細気管支炎の診断で、エリスロマイシンと去痰剤の治療を受けていた。びまん性汎細気管支炎は咳、痰が慢性的に続く、比較的まれな疾患である。マクロライド系抗生物質（エリスロマイシン等がある）が有効とされている。胸部レントゲン写真では肺気腫状所見がある。初診時、食養を指導してビタミンBを処方した。前医で投薬されていたエリスロマイシンは継続して続けた。鉄欠乏もあり、ヘム鉄を追加する。ヘム鉄を使うと疲れやすかった体が楽になったとのことであった。

慢性気管支炎にはオリーブ葉とラクトフェリンが有効であると説明すると、服用してみたいとのことであった。とりあえずオリーブ葉より開始する。オリーブ葉は有効で喀痰の量は減った。オリーブ葉の効果を確認した後に、ラクトフェリンも追加した。ラクトフェリン追加により咳、痰はさらに減った。体調も良好になったとのことである。

肺と腸は全く別の関連のない臓器と考えがちだが、肺の免疫機能は腸が作りだすと言っても過言ではない。ラクトフェリンは腸を育てる。オリーブ葉は細菌やウイルスを排除してくれる。両者の併用は慢性の気管支炎に有効である。かつてはびまん性汎細気管支炎はエリスロマイシンが使用されるまでは、予後は悪く進行性に悪化する疾患であった。エリスロマイシンの使用は疾患の進行を防いで、予後は良好になった。その上にオリーブ葉とラクトフェリンを加えれば、びまん性汎細気管支炎の臨床経過はさらによくなると期待している。

ケース25　ステロイド点滴を受けていた重症気管支喘息患者が食養で軽快

40才代男性　重症喘息。某大学病院にて治療を受けていた。多量のステロイドの吸入、ステロイドの内服、そのほか多数の薬を服用している。金製剤（金製剤はアレルギー疾患に有効といわれている）の皮下注射も受けているとのことである。

8年前、飛び込むようにして当院を受診した。起座呼吸（横になれないほど苦しい状態）、言葉も途切れ途切れであった。多量のステロイド入りの点滴を2本を行って、何とか納めて帰宅していただいた。以来、月に1回ほど呼吸困難で点滴をしている。当院が休診の時は、近くの医院で同じような点滴を受けているとのことである。ある日のことである、大発作で大病院へ救急受診した。自身が高速道路上を運転している間、意識が遠ざかるような苦しさが何回も襲ってきたとのことであった。まさに大惨事を引き起こしかねない状況であった。その後しばらく安定し、来院していない。

1年後、再度大発作で来院するようになった。大学病院に受診しているからと言うので、私なりの食事栄養療法をすすめるのを遠慮していたが、このままでは喘息死する可能性は大きい。最後の手段と考えて、食養と栄養療法をすすめた。彼も試してみたいとのことであった。

食べ物から酒、小麦、砂糖を止めて白米を玄米にしていただいた。ビタミンC、ビタミンEを処方した。効果はあった。1週間後には呼吸苦が減り、咳も少なくなった。夜、眠れるようになったとのことである。3週後、1回点滴に受診したが、食養と栄養療法開始後3ヶ月までは重大な発作も無く安定していた。

4ヶ月目にして発作があった。当院で多量のステロイドの点滴を3日連続で行った。何があったか聞いてみると、仲間で会食した時、日々我慢の限界で、たまにはいいだろうと思い、お腹いっぱいパンとケーキを食べてしまったとのことである。1回の気の緩みが彼を苦しめ、死の危険さえ起こしかねない病態を引き起こしてしまった。彼にとっては糖質、特に小麦は絶対食べてはいけないという事実を再確認したようである。その後は小麦は絶対に摂らないと決めた。

その後は発作も起こらず安定している。主たる治療は大学病院で行っている。当院には、サプリメントのみ購入しにきていた。喘息の状態はまったく嘘のように安定している。食養と栄養療法をする前は内服のステロイドを毎日8錠服用していたが、安定後は1錠で済んでいるとのことであった。その後は来院していない、大学病院の治療で安定しているのだろう。

ケース26　重症じんましんに消風散、亜鉛、ビタミンAと馬油が著効

30才代女性　1 2ヶ月前からじんましんが出現していた。皮膚科医を受診し、抗ヒスタミン剤内服で一時軽快した。その後同様の発疹が出て、抗ヒスタミン剤内服だけではかゆみは収まらなくなった。検査でハウスダストや花粉などのアレルギー反応は出ない。かゆみが強く、自宅で鬱々として、会社にも行けない日々が続いた。代替療法を希望して当院に来院した。

とりあえず糖質制限をすすめ、食用油の使用は止めていただいた。小麦はしっかり止めていただいた。皮疹には消風散《しょうふうさん》と馬油を処方した。1週後の再診時では、馬油は有効で発疹は少なくなった。それでも消風散だけでは不十分で、かゆみは軽快傾向ではあったがまだ強く、仕事へは出られないとのことであった。検査の結果では鉄、ビタミンBや亜鉛が不足している。低血糖気味であった。糖質はもう少し厳しく制限して、消風散と抗ヒス

タミン剤にビタミンAさらに亜鉛を処方した。6週後にはまったく掻痒は消失した。ただし、消風散と抗ヒスタミン剤服用の併用は必要であったので完全に治ったとは言えない。

10週目にクリスマス会があり、不覚にもケーキを食べてしまった。4〜5日して湿疹が強くなった。クリスマスなので少しだけならケーキもいいだろうと考えたとのことであった。その事件以来小麦はしっかり止めたが、それでもかゆみが完全に消えたのはケーキを食べて3週後であった。本人は間違いなく小麦はじんましんを発症させる食品なのだと理解したと言う。そして小麦は以後食べないと誓いを立てた。そして糖質制限で諸々の症状が軽快し、糖質制限は自分に合っていると実感したと言う。

アレルギーには2種類あり。アレルギーの原因食を食べてすぐに症状が出る即時型のタイプと、食べて半日から数日後に症状が出る遅発型のタイプがある。前者は免疫グロブリンEによるアレルギーで、後者は免疫グロブリンGによるアレルギーである。本例は、免疫グロブリンGが関与している可能性が高い。その後は亜鉛、ビタミンAのサプリメントも止めても酷い痒みは出ない。時々痒みが出るが馬油を塗っただけで軽快するとのことであり、通院は終わっている。

ケース27　過敏性大腸炎がラクトフェリンと桂枝加芍薬湯で著効

３０才代男性　胃が痛む、下痢、じんましん、肩こり、頭痛、立ちくらみ、冷え、坂を上ると疲れるなどの訴えで来院した。舌診で蒼白、歯痕、胖大である。血虚、水毒、瘀血がある。とりあえず桂枝《けいし》加《か》芍薬《しゃくやく》湯《とう》を処方する。血液検査では鉄欠乏とタンパク代謝の低下、ビタミンB欠乏、脂質欠乏などを認める。大腸ファイバーを他院へ依頼した。粗大病変は無く、過敏性大腸炎と診断された。

栄養療法としてヘム鉄とラクトフェリンを服用していただいた。3週もするとヘム鉄の効果で肩こり、頭痛、立ちくらみは軽快したが、腹痛は桂枝加芍薬湯が有効で、桂枝加芍薬湯が切れると腹痛は再び起こるとのことであった。さらに3ヶ月間ラクトフェリンと桂枝加芍薬湯を続け、腹痛はほぼ消失した。桂枝加芍薬湯を中止しても腹痛はなくなった。ラクトフェリンはその後も続けている。

ラクトフェリンは腸内細菌を安定化させ、有害な細菌やウイルスを排除して免疫システムの向上に役立つ。またアレルギーや肺炎などの炎症を制御するなどの作用がある。下痢や便秘が慢性的に続くこのような例にはラクトフェリンの服用をおすすめしている。

40才代女性　約10年前から、喘息で吸入ステロイド剤を使用している。初診時から貧血があり、血色素量8.6g／dl（基準値11.3〜15.2g／dl）、MCV70.4、MCHC19.9の高度の鉄欠乏性貧血であった。自覚症状は肩こり、頭痛、すぐに息切れがするなどである。月経前後の下腹部疼痛が強く、婦人科に診察をお願いすると、子宮筋腫によるとのことであった。胃カメラでは萎縮性胃炎があり、大腸癌検診では正常であった。強度の貧血の原因は主として月経過多によるものと診断した。

サプリメント製剤には拒否的で健康保健用薬を希望したので、フェロミアという無機鉄剤を使用した。半年経つと血色素量12.6gで数値ではほぼ正常化した。その後も、5年間フェロミアを血色素量を見ながら、断続的に投与し続けた。しかし血色素量は正常値でも、頭痛、肩こり、立ちくらみなどの自覚症状は血色素量に関係なく常にあり、倦怠感や疲れやすさは消えない。自費診療に抵抗がある方で、なかなかヘム鉄を服用していただけなかった。10年以上の付き合いである。少しは許されるであろうと思い、強引に脅すように、無機鉄では本当の鉄欠乏は治せない、一回ヘム鉄を飲んでみなさいと強くすすめた。躊躇していた彼女も主治医の強引さに根負けしてやっと、ヘム鉄を一月だけでも服用することになった。

半信半疑でヘム鉄を飲んでいただいた彼女だが、驚くべき変化が出たのである。わずか1ヶ月で頭痛、肩こり、めまい、立ちくらみが消失したのである。そればかりか、胃の不快感も消失した。それ以後、彼女はヘム鉄の虜になったのは言うまでもない。その後しばらくは毎日ヘム鉄を服用されていた。常用していた頭痛薬、生理時の鎮痛剤や肩こりの薬等はもう使う必要は無くなった。これら売薬にかかる薬代の節約分でヘム鉄の代金はまかなえ、かえって経済的とのことであった。ヘム鉄の服用はほぼ1年は続けたであろう。鉄不足は閉経までしばらくは続くであろう。その間は鉄不足が起これば、ヘム鉄が一番安全で効果的な栄養になる。

鉄不足で苦しんでいる女性は多いと考えている。血の道症、更年期障害といわれる方々の半数は、その実態は鉄欠乏でヘム鉄で救済できると私は考えている。

ケース29　10年間不妊治療を受けている女性が当帰芍薬散と食養と栄養療法で2ヶ月で妊娠

10年間、不妊治療していた30才代女性

当院へは花粉症で受診した女性だが、花粉症

だけでなく、ふらふらして疲れやすい、冷えも強いとのこと。よく眠れない、登坂時は呼吸が苦しくなるとのことであった。舌診で瘀血が強い。当帰《とうき》芍薬散《しゃくやくさん》を処方する。血液検査では、タンパク代謝の低下と、鉄欠乏が認められる。

糖質制限の指導とヘム鉄を処方した。もちろん食養について指導をした。食養と栄養療法を始めて、1～2週で体調が良くなった。1ヶ月後に冷えは改善し、肩こりは消失した。よく眠れるのがうれしいとのこと。さらに驚いたことが起こった。食養と栄養療法を始めてわずか2ヶ月後に不妊外来で行った体外受精が初めて成功したと言い、不思議がっていた。10年間何回か体外受精しても成功しなかったからである。妊娠の成立は偶然かもしれないが、栄養療法が効いたかのかもしれない。せっかく成功した不妊治療だが、残念なことにしばらくして妊娠中期に流産した。結局子供をつくることはできなかった。

子宮粘膜は赤ちゃんが横たわるベッドのようなものである、ふかふかとして居心地が良くなければ赤ちゃんは着床できない。栄養が足らないと、不妊になるという当たり前の事実をしっかり把握しないと、いつまでも不妊症は解決できない。栄養失調の状態では、妊娠に適した子宮は育たないものである。本例以外にも4例ほど栄養療法後に妊娠の成功例があった。筆者が関わった症例で妊娠不成功例もあったので栄養療法が絶対と言うわけではないが、妊娠に導くためには栄養に気を配ることが必要であると考えている。

少子化が社会問題になっている。若い女性の栄養状態を是正することが少子化対策の鍵だと考えている。根気よく体作りをする必要がある。よい子を育てるためには、若い女性は酒・たばこを止め、さらに砂糖を控え、肉・魚を多めに食べ、ビタミン、ミネラルの補充を心がけていただくなどの食養をすれば、出産率も上昇するはずである。不妊治療の技術を進歩させるより、母親予備軍の若い女性の栄養状態を良好にすれば、妊娠率は向上して、妊娠出産授乳など産前・産中・産後の、赤ちゃんの健やかな成長を確実なものにしてくれるのである。

ケース30　過食に悩む女子学生が和漢薬、食養と栄養療法で軽快

神経性大食症は過食を主訴としている。思春期若年女子に多い。過食後自己誘発性に嘔吐することがある。下剤を服用して食べたものを下痢と一緒に排泄することもある。そのように正しい食行動をコントロール出来ずに悩む。日々の体重の増加に敏感であり、過食と拒食の間を行き来することもある。

過食症は近年増加の傾向にある。食に対する依存性は薬剤に対するより強いはずである。体が必要とする食べ物の量を超えて食べる習慣から抜け出せない人である。食習慣の

障害の中では過食症は拒食症よりはるかに多いと推察する。特にスイーツは別腹といって、満腹後もどんどん掻っ込む。コンビニへ行くと必ずチョコレートを買わねば気が済まない人がいる。寝る前に、和菓子を2個以上食べる人がいる。

摂食障害といわれる食行動のパターンは人それぞれである。強迫的な過食者は食べ物で魂の飢えを満たし、心の空虚さを埋めているようだが、満たされるのは食後ひとときだけであり、数十分後には飢えと心の空虚さは倍になって戻ってくるものである。そのパターンは低血糖症に類似している。強迫的過食はその多くが低血糖症の症状である可能性がある。そのような症例を紹介する。

10才代　スリムな女性

過食を主訴として来院する。1年前より、小麦製品を中心とした糖質を食べることが多い。一日1～2回ほど自己嘔吐する。アイスクリームなど甘い物も好物である。食べ始めるとだらだらと食べる。食事は1時間ほどで、過食したと思うころに自分自身が嘔吐して食事は終わる。

食べ物を子細に聴くと、糖質ばかりで本当に必要と考えられる栄養素は少ない。その上吐いてしまうのでなおさらビタミン、ミネラル、タンパク質、脂質などの栄養は足りていない。疲れやすく、肩こり、頭痛、眠たくなったり、動悸、息切れも起こる。下肢のむくみもわずかに認められる。不眠というほどではないが、眠りの質は不良である。イライラはありパニックになることもあった。

過食症になったきっかけはダイエットからであった。2人の精神科医師を受診したことがあり、カウンセリングも受けたがそれでも過食は止められなかった。体重増加には以前から一喜一憂していた。生理は不順で年に1回程度である。BMI22．3であり体型は正常である。治療を希望して当院へ来院する。

小麦を減らして玄米中心の食事へ改善するよう指導した。症状を考慮して補中益気湯《ほちゅうえっきとう》を処方した。むくみに対してはビタミンBを服用していただく。2週間後の再診時、体調は良くなった。体重は2～3kgは減少した。今まで腹一杯食べていた食事は半減した。動悸は消失した。イライラも減った。頭痛も減った。気分的に楽になり、症状は改善されたが夜の過食の食習慣は続いているとのことであった。

検査の結果では。血糖値は62mgでやはり低血糖を呈している。一般的には血糖値が60mg以下になると吐き気やイライラが出て、50mg以下では動悸やけいれんを起こしうるとされている。この方の過食症を起こす背景に低血糖が存在していた訳である。鉄欠乏とビタミンBの欠乏も認められた。胃もたれがあり消化酵素を処方して、より強く糖質制限を徹底するよう指導した。ビタミンBは効果があったようでありむくみが減った。さらにヘム鉄を追加した。そうして2ヶ月後には夜の過食も減った。私の目にはほとんど正常化した。

このように過食症の背景には低血糖発作が関わっていることが多い。長く苦しんだ過食症も短期の治療で軽快した。しかしその後外出時、パンとスイーツを食べてしまったため、胃のもたれはひどくなった事があったとのことであり、和漢薬を小建中湯へ変更した。残念だがその後は来院せず、予後は把握してはいない。

正しい食事療法を続けることの困難さを多くの患者さんを通して私は痛いほど知っている。甘い物やケーキを食べない食事療法はつらく、彼女は継続できなかったかもしれない。

ケース31　幻覚幻聴に通導散と栄養療法の併用で有効

50才代男性　小児期よりパニック障害、うつっぽいことがあった。精神的に不安定であった。父親の死亡を機に、落ち込むことが多く、耳鳴り、咽頭の違和感、口渇、頭痛、肩こり、冷え、立ちくらみがあった。足はつり、動悸があり、夢見がちで熟睡できない、閉所恐怖が起こる。さらに、周囲からきしむ音が聞こえる。家族にきしみ音のことを確認しても、気のせいだろうと取り合ってくれない。そのようなことを繰り返し、現在は実家に戻って暮らしている。幻覚幻聴は疲れているからだろうと周囲に言われて当院を受診した。統合失調症の症状である。

向精神薬は今まで一切服用していない。舌診で舌色白・痩《そう》・歯痕あり、繊維性れん縮を認める。血虚・気虚・水毒や神経が障害され過敏になっていることなどが考えられる。神経の障害を修復するためにはビタミンBは必要である。エイプラム・ホッファーは統合失調症の原因はナイヤシンの欠乏で、統合失調はペラグラの統合失調症タイプと呼ばれるべきと語っている。従って本例には多量のナイヤシンは必要である。とりあえず総合ビタミンBとナイアシンを服用していただく。

再診時、幻聴は少し減った気がするとのこと。しかし全体として幻覚は変わらない。本人にとって幻覚はかなりつらいはずだ。血液検査の結果では鉄欠乏、タンパク欠乏、低尿酸、ビタミンBの欠乏、ミネラル不足が判明した。ヘム鉄とミネラルを追加処方し、さらに和漢薬を処方した。

幻覚には通導散《つうどうさん》が有効というのは木村豪雄氏の説である。木村氏は漢方薬の中でもとりわけ駆瘀血剤《くおけつざい》を重視する。精神疾患も血の滞りが関係するとしている。この症例の舌診では瘀血は認められず、駆瘀血剤の使用は一瞬躊躇したが、木村氏の説に従って、あえて駆瘀血剤の通導散を使用することとした。

通導散の効果は期待以上で、精神症状は加速度的に軽快し、幻覚幻視は消失した。夢を見ることはあるが恐ろしい夢は見なくなった。ぐっすり眠れるようになった。不快な症状は軽快している。

この症例には期待以上の効果が出て私は驚いている。統合失調症患者の治療では和漢薬や栄養を大量に加えても、速やかに軽快することは自身の治療経験では少なかった、完治することは少なく、症状を半減させることがせいぜいであったからである。この症例の幻覚が比較的早期であったことと、今まで向精神薬が使われていなかったことがかえってよかったのかもしれない。ただこの例も転居してしまったので最後まで経過を追ってはいない。

おわりに

科学がどんなに進歩しても科学が生命を支配することはありえないし、あってはならない。たしかにCT、MRI、移植医療やカテーテル手術やロボット手術など、すばらしい進歩を遂げている。これらはテクノロジーの進歩である。一方、体の中に巣くう疾病に対する薬物療法は期待したほど効果はないのが現状である。多少の治療効果はあっても、ヒトの疾病を治す有り難みも半減させる健康被害という副作用も高頻度に現れる。

科学の進歩で、化学物質がつくられ、それが薬として治療の場に用いられる。薬効・副作用は表裏一緒に起こり、副作用で人の健康を壊すこともある。時代の推移とともに、くり返し新たな化学物質を作り、時には形を変えて、時には使用目的を変えて、我々の前に現れる。例えば、第一次世界大戦に使用された毒ガスはその構造の一部を作り替え、抗がん剤として使われることもあった。この抗がん剤は、患者さんの治療に役立つように見せかけているが、有害性は何時か体に現れるはずだ。

新しい化学物質が発明されると、発明された未知の物質は人々の生活や健康を冒しうる可能性があると私は考えている。製薬会社は経済原理に則り、堰を切ったように、新薬の開発にしのぎを削っている。もう新しい化学物質を無制限に作るのは止めて欲しいと思うのは私だけだろうか。

生命現象を科学で研究することは有益であるが、生命そのものを科学で造りかえることは危険である。現状は研究が行き過ぎて生命現象の造りかえが行われている。生命の真実を知ろうとする研究と、遺伝子がらみの生体機能の造りかえとの境目をしっかり区別すべきである。遺伝子操作した小麦のように、安全なはずの小麦を結果として有害な物に変えてしまうようなことが行われてきた。

地球上の単細胞生物から虫けらからヒトにいたるまで、すべての生物の遺伝子には進化と淘汰の過程で最高の機能が備わっているはずである。ヒト遺伝子は数十億年かけて大地が造り上げ磨いた、想像を超えるほどの最高の造形物である。そして長い間多くの危機や試練を乗り越えて、今までDNAを代々受け継いできた。その至妙と言えるDNAを守り、DNAを複製するための栄養とエネルギーは大地から得ている。その材料に科学が作った新しい物質は一つとして使われていなかったはずである。そのような遺伝子は、絶対で不可触なものである。遺伝子を一部の人間にとって、都合良くするため作り変えることは、天につばする行為であり、いつか自分勝手をした人間は報復を受けるはずである。

40年前、筆者は私立の医大を卒業後、内科医局に入局して呼吸器を専攻していた。受け持つたのは肺癌患者が多く、癌治療は手術、放射線、化学療法が三大治療であった。当時化学療法はまだ始まったばかりで、有効性は充分には確立されていなかった。製薬会社の作った抗がん剤を患者さんに投与しても有効性は実感できなかった。まれに肺癌の長径が30%縮小して効果ありとして、一時の喜びを感じたこともあったが、施行後の患者は血球減少、抜毛、全身倦怠、下痢、呼吸苦などの重大な副作用に苦しむことになった。癌組織が形態上縮小しても、厳しい代償を払う副作用と比べて成果はあまりにも少ない。しかも、1ヶ月もすると縮小した癌は元の大きさに戻ってしまった。結局死期を早めただけではないかとすら感じた。

ただし現在の化学療法はもう少し進歩しているらしい。一部の血液悪性腫瘍には治癒も望めるほど有効である。癌専門医は少しでもより有効な物質の開発に勤しんでいる。

しかし、患者さんの癌治療への要望と、治療現場の意識に多少のずれがある。一般の患者さんは化学療法で完治を要望して、かなわないまでも未治療の時より充実した延命を享受できると思い込んでいる。実際には治療現場では完治を目的にするが、完治できることは少ない。完治できない場合には癌と上手に共存させることで、痛みを和らげたり症状の出現を先伸ばしたりすることに主眼を置いている。

癌を叩くための化学療法を行うことで発生する副作用は現在でも大きいと考えたほうがよい。40年ほど前は化学療法の黎明期で薬効は期待したほど良くはなかった。その当時、私は癌化学療法に無力感を感じたものであった。


開業後は今までとは正反対の伝統医学の漢方に興味を持ち、関係書類を多数読んだ。我々が使う漢方薬は、室町時代頃から日本の医学として発展して江戸時代には確立した。江戸末期に西洋医学が日本にもたらされて後から、それと区別するため便宜的に漢方と呼ばれた。漢方は江戸時代までの日本の伝統医学というのが正しい認識である。筆者らは和漢薬と呼んでいる。ちなみに医食同源も日本での造語である。

和漢薬は生薬の組み合わせである。葛根、当帰、芍薬、石膏、紅花、甘草、麻黄、人参、竜骨、牡蠣、ロバの膠、ミミズ、蝉の抜け殻など自然界に存在する、植物、動物、鉱物などありとあらゆる薬効のある物質が使われている。和漢薬診療が有効である一因として、これら生薬から抽出されるビタミン、ポリフェノール、タンパク、ミネラルなど、疾病患者の栄養欠損を補充する意味もあるのではないか、だからこそ有効なのだと私は考えている。

開業当初は、巷に驚くほどうつ病患者が多く、末端の開業医にも、精神科領域の患者さんが来院した。精神科に不慣れだった私は勉強のため心療内科学会に参加した。毎年学会には参加したが、患者さんの治療には自信を持てなかった。それは向精神薬は症状抑えには有効であるが、病態の根治は少ないと理解したからだ。ただただ見守り力づけることに心療内科や精神科の役割があるような気がしたからである。

日本抗加齢医学会が発足すると第二回目の学会から参加した。抗加齢医学の三本柱はホルモン補充療法、抗酸化療法、サプリメントである。特にサプリメントに興味を持ち、マルチビタミンなどを治療に使用した。慢性疲労や軽症うつに多くのビタミン剤を使った。慢性疲労や軽症うつは共通した症状がある。疲れて元気がない、顔色が悪い、生気がないなどである。このような症状にビタミン剤は有効とされていたからである。保険診療では混合診療は禁止されている。そのため限られた症例に使った。また多量のビタミン剤を使うことは控えていた。そのような制約がある中でもマルチビタミン、マルチミネラルは一定の効果があり、うつなどの治療に有効な手応えを感じた。

通院していた高血圧の患者さんが胃癌になり、しゃっくりが止まらない。しゃっくりを治す特効薬は西洋薬にはないのである。そこで、以前より貯めていた柿のへたを煎じて服用すれば効果があるかもしれないと渡した。怪訝な顔をして受け取った患者さんは、その日以来、来なくなった。もう少し深く説明しておけばよかった。ある漢方医がしゃっくりで苦しんでいた某政治家へ、柿蔕（していと読む柿のへたのこと）をその政治家宅へ届けた。たちまちにしてしゃっくりが止まった。柿のへたは立派なしゃっくり治療の和漢薬である。

末期癌の患者さんが来院した。癌専門病院の化学療法後の副作用で元気がなく、貧血、食思不振、全身倦怠感が強く、立っていることすら辛いとのことである。胃苓湯《いれいとう》や十全大補湯《だいほとう》をビタミンA、ビタミンB、ビタミンC、ビタミンEと一緒に処方した。幸いに数日で自覚症状の改善をみた。さらに数ヶ月後には、同窓の友人と楽しく浅草で飲むことができるぐらいに、元気になってとてもうれしかったとおっしゃる。それほどの回復を見た。

その後数ヶ月ほど栄養療法を続けたが、残念なことに原疾患悪化で死亡した。その後しばらくして、亡くなられた患者さんの奥様が来院した。ご主人の話を私が語り始めた。その話は止めてくださいと頑な表情で拒絶された。ご主人の闘病を支えたと自負していた私は、耳を疑った。夫の死の辛い現実に触れられたくないのかもしれない。好意的に考えてみたが、目には怒りすら見える。そう言えば、某ガンセンターOBが夫の主治医であったと聞いていた。その当時は癌治療医にとって代替医療など、単なる民間療法で意味のないものと考える医師もいた、迷信とまで言い切る医師もいたのである。いい加減なニセ医学と言われそうなので、とりあえず彼女の夫の話は止めた。少なからずショックであった。

この癌患者さんは和漢薬・ビタミン剤投与により元気になったが、この治療で癌を治そうとしたわけではない。抗がん剤で痛めつけられた組織を回復させて、ＱＯＬを高めようとした治療であり、そのおかげで体力は回復した。患者さんは数ヶ月後結果として死亡した。だからサプリメントはだめと断定して言われたくはない。

私も治療する前には家族や主治医とコミュニケーションをとるべきかもしれない。しかしながら一般の医師とはかなり治療方針が異なり、ただ単に和漢薬と栄養剤を使って体力の回復をはかるだけで癌の治療はしていないから癌治療の妨げではないはずだが、代替医療に偏見を持っている人にはなかなか理解していただけそうにない。今でも簡単な紹介状を書くことはあっても、特別に癌治療医の同意を求めることはしていない。

疲れがひどく不眠に悩む、大学病院に勤める女性がいた。深刻なビタミン欠乏があり、マルチビタミンをすすめた。安価であったが自費と聞いた女性は即座に拒否したばかりか、人一倍食べ物に注意を払っている自分にサプリメントは必要はないと睨みつけられてしまった。あまりに強い対応で私も声を失った。現代のゆがんだ食べ物の氾濫した中で、正しい食物を口にしている人はほとんどいないということに気づいて欲しい。二度と彼女は私の前に現れることはなかった。

現在ではサプリメント程度は保険診療との併用は認められるようになったが、その当時の皆保険制度では自費診療を加えることは許されなかった。ある患者さんに、サプリメントの服用をすすめた時、不愉快そうに、「なにかの宗教ですか」と言われた。確かにカルト系の新興宗教では手かざしや、聖水などと称して強引に物品を購入させることもあるらしい。一緒にされるのも辛いが、自費のサプリメントを飲めば良くなると言えば、御利益的な発想と間違えられて、カルトのように思われるのも致し方のないことかもしれない。しかもビタミンやミネラルは周りに有り余るほどあり、取りたてて摂取する必要も無い、水程度にしか考えていない風潮がある。

くり返される栄養療法への無理解と、金儲けではとの陰口で患者を減らすだけの現実に気落ちした私は、以後保険診療以外は手を出さないと決めた。その後の診療は毎日が各学会のガイドラインに頼った治療に専念した。血圧の値やコレステロールの数値、尿酸値を細かくチェックするだけのつまらない診療になってしまった。中途半端な代替医療をしていた私であった。混合診療は許さないという厚生労働省が決めた医療の枠組みに逆らえなかったのである。ただ和漢薬は保険診療として認められていた。積極的に和漢薬を多種疾患に処方したが、今から思えば食事栄養療法を欠いては不十分であった。

それがもう一度栄養療法を行うことにしたのは、中医学を勉強していた時の友人古野泉氏の紹介で、分子整合栄養医学の金子雅俊氏と溝口徹氏を知ってからである。分子整合栄養医学はライナス・ポーリング博士とエブラハム・ホッファー博士により始められた。ポーリング博士の最後の弟子といわれる金子氏の講義は目から鱗であった。日本の分子整合栄養医学は金子氏が指導的立場で、多くの臨床家へ影響をあたえている。鶴純明氏、内野英香氏にも御教授いただいた。特に溝口氏に指導していただいた症例は50ケースを越えている。子細に検討して御教授いただいた。病気を薬で治すのでなく、栄養で治す医療である。

もはや、金儲けのためとか、迷信ではとか、なにかの宗教みたいなものとかの疑いの言葉を受けても、ひるむことなく患者さんに私が一番良いと考える治療をすすめることに決めたのである。もちろん選択権は患者さんにある。現在でも栄養療法をすすめても、納得して受けていただくのは3人に1人しかいない。

栄養療法や和漢薬であっても全能ではあり得ない、その限界はある。最終的には、老化の末期症状や高度の遺伝子疾患には手が届かないことははっきりしている。ただ一般の西洋医学だけで治療しているより、もう一歩も二歩も進んだ良い地点まで健康状態を向上させることが出来ると考えている。

私は日常の食生活の中で、少しは甘い果実は食べている。時には外の会食時に甘い物を口に運ぶこともある。外では植物油やマヨネーズのかかったサラダも他に選択の余地がなければ食べている。完全な食養は困難なことは理解している。それでも自宅で毎日食べるものは出来るだけ正しい食養にするようにしている。

糖尿病患者は終戦直後に比べると爆発的に増えた。米国民を対象とした健康栄養調査の2011～2012年のデータ解析から、米国では成人のほぼ半数が糖尿病か前糖尿病のいずれかであることがわかった。成人の糖尿病の有病率は12～14%、前糖尿病が37～38%であった。驚異的数字である。米国の医者が総力で治療に加わっても間に合わない、末期的状況である。さらにアジア系米国人では糖尿病の有病率は20.6%と白人のほぼ2倍だった。日本の糖尿病患者が急増しているわけである。

私の子供の頃は花粉症患者は皆無であった。花粉症という診断名すらなかった。今では日本人の5人に1人は花粉症といわれ、3～5月は医療機関に患者さんが殺到する。スギだけが原因と考えて、スギの木を切ってしまえば花粉症問題は解決すると考えている人がいる。花粉症というと何となく長閑に聞こえるが、スギの木の問題ではなく、ヒトの免疫力がおかしくなった状態であるから起こるのだ。日本人の5人に1人が免疫に狂いが生じていることになる。根本的解決を探らないと大変なことになる。

喘息患者も増えている。学習障害、多動児、うつ、神経症、自閉症も増えている。これらは遺伝の関与が大きいといわれている、だから糖尿や喘息は根治できない、せいぜい上手にコントロール出来れば上々であると考えられているようだ。しかし完治は難しいが、薬の必要の無い程度まで疾病を安定化させることはできる。また発達障害は医学では治療できないので生活支援の問題であると決めつけているようだ。そのようにあきらめていては多くの発達障害の患者さんは救われない。この程度でいいと結論づけてはいけない。治療できる部分を少しでも多く見極めて、よりよく能力を伸ばせば、もっとよく社会へ適応できるようになると考えている。

また一方、犯罪の影に食べ物があると考えている。少年犯罪には特に食べ物が関係しているはずである。このまま放置しては、社会の平和や安全が壊れかねない。私としては遺伝より環境、主として、食物環境が犯罪や種々疾患発症の大事な因子だとの考えを述べた。飽食の時代といわれているのは認識不足で、貧栄養・害食の時代になっている。食育を今一度考えていただきたい。

人間以外の生きとし生けるものはみな、水しか飲まず、簡素な自然の与えるままの獲物や木の実で満足していた。北海道の熊はかつては人間を恐れていた。人の臭いや気配を感じると、人に気づかれぬよう離れるものであった。今では、熊も変わった。人の食べ物を探して人間世界へ降りてくる。本州の猿は山中で暮らすはずが、菓子の味を覚えて下界へ降りている。神戸ではイノシシが、人の食べ物を求めて住宅地に入り込でいる。開発や高速道路の伸延などで自然が破壊されることにより、山の食べ物が減ったためと説明することもあるが、山の食べ物の減少はあってもごく一部である。精製された糖質とトランス脂肪酸、オメガ6系脂肪酸の豊富な植物油の魔力に狂った動物たちが、それを求めて人間社会に下りてきたのである。その結果、熊は凶暴になり人を襲う。猿は店先の菓子を盗み、花粉症になった猿もいる。山の自然食には目もくれないイノシシは毛並みは荒れささくれて、メタボになってしまった。我々周辺の動物たちも歪んだ糖質脂質による食の環境破壊で心身が蝕まれているのだ。

栄養失調は小児や成人のマジョリティという私の考えを支持する医師は少ないだろう。子供のごく一部に発達障害があり、大人の栄養失調は江戸時代か終戦直後の過去の疾患であると思われている。私はこれとは真逆の考えに至って本書を書くに至ったが、しっかりと実証してはいない、正しく統計処理で検討した訳でもない。観察は直感的で客観的とは言いかたいなと不備なことが多い。さらに先人の説を無批判に受けとった所もある。それ故、独り善がりで一方的だと不快に感じる方もいるであろう。読者の皆さんはここに書かれていることを鵜呑みにせず、批判的に読んでいただくのも当然であり、否定的姿勢で読まれるのは正しいと思う。

私の考えや書いたものに誤りがないという保証はない。私が和漢薬や栄養の分野で先人の本や雑誌を読み、先達の講演に共感したことを患者さんに話し服用していただくという、もっとも現場主義の方法より他の臨床姿勢を最近は取ってこなかった。医学会に君臨する権威者からの教えは参考とするが、絶対の価値を置いてはいない。国の発表も正確だとは信じていない。そのような筆者である。過ちはいくらでも指摘できるかもしれない、たぶんしばらくすると筆者自身が猛反省することも多いと思う。

従って読者の皆さんへ筆者の考えを強要する気は毛頭ない。そんなことを言っている医者もいるのか、そんな考えもあっていいかもしれない程度に考えていただきたい。ただ読者またはそのお子さんが、心身何れかに問題があり苦しんでおられて、既存の治療で解決しないときには試していただきたい。１００％治すことはできないが、半分程度は良くなるだろうと信じている。

我々の前に新しい便利な物、おいしい物、魅力的な物、これがあれば他人に勝てるだろうという物が出現するたびに、ヒトのからだに不気味な悪魔が忍び込んで来る恐れを覚悟しなければならない。それらの有害な物を拒絶するだけでなく、数十年にわたりマイナス要因を検証し、廃止する努力を怠ってはならない。

医薬品に対しても同様にすべきと考えている。うつ、チック、糖尿、喘息、腰痛などここで取り上げた疾患を治すのは医薬品しかないと思い込んでいる石頭が医療界にいる。そのような方の頭を少しでも柔らかく出来ればと意図している。寸毫でもご理解いただければ執筆者として感謝したい。


この本は一般の方むけに簡易に書いたつもりであるが、歯科医師、小児科医師、精神科医師、および総ての科の若い医師にも読んでいただけることがあるかもしれない。医学会推奨のガイドラインも大事だが、それ以外の様々な代替療法もまた必要な医学と受け入れる見識をもっていただければ幸いである。日本中の病院で行われている医療は本当の医療の半分にも満たないものであり、大半の医療は栄養士や養生家が守備範囲とする分野である。栄養士や養生家だけでなく、一般家庭でも健全な心身の営みには栄養が必要であると理解することで、特に主婦は立派な医療家となり得る立場にあると考えていただきたい。

低栄養の野菜、トランス脂肪酸、糖質過多、防腐剤などの科学薬品の氾濫など、根本的な病因にメスを入れず歪んだ食生活により健康を壊された患者さんたちに、化学物質であるクスリで救済できると考えるのが現代医学の主たる考えである。誤った食事が病因の多くを占めると理解し、食環境の健全化に力を入れるべきだ。食事を正せば疾患を防ぐことが出来るにもかかわらず、正しい食事を指導せず、病気になってしまった患者を待っているとしたら医学界への信頼は揺らぐ。

すべての疾病の治療には現代医学のみでは不十分である。和漢薬、サプリメントを加える必要がある。それでも不十分であればその他の代替療法も考慮すべきだ。なかでも最も重要で根本的な治療は食事を正すことである。正しい食事療法が医療の中心でなくてはならないが、食については社会全体の問題であり、医師だけに責任を負わせるべきではない。医師には社会の食の不健全さへ、上からの立場で是正を命じる権限は無い。酒税・甘味料への課税増加や小麦製品の輸入制限などすべきだ。玄米を推奨して、古代小麦を普及させるなど食の健全化に、行政は積極的な役割を果たしていただきたい。

また、教育関係者にも知っていただきたい。子供達の心の病については、教育だけでは限界があり、食育をしっかりすることこそ重要であること。朝食昼食夕食と給食の改善がどれだけ必要であるかを理解していただきたい。怒り、悲しみ、恐れ等の心の闇を起こしうるのは悪い食べ物であり、その心の闇の鬱屈した感情を浄化してくれるのは正しい栄養である。また愛情や寛容を生み出すのも正しい栄養であることを。

筆者はもう高齢だから自身が過ごすだろう時は少ない。自身が消えるまで心地良ければいいのだと、逃げ切り世代の諦観に陥りそうだが、我々団塊の世代の責任は大きい、文明と科学の成した罪の一端は負わなければならない。

この一文で法律の範囲内で生産活動をしている善良な企業や製薬会社、そして日々人々の健康を守るべく努力されている医学界の方々が戸惑われるとしたら、お詫びしたい。しかし本来正しい食の営みは工業化された食生活にはなく、縄文時代の食生活に戻すことは無理としても、せいぜい筆者の生まれた頃、昭和中期の食生活へ戻す努力は必要であると考え、出版させていただいた。

最後に筆者が書いてきたことは筆者が独自に生み出したものではなく、先人の理論と実践を参考にして臨床に応用して確認した事柄である。感謝の気持ちを込めて和漢薬診療と栄養医学を御教授いただいた諸先生の名前を記しお礼を述べたい。

和漢薬の分野では日本漢方を指導していただいた山田光胤氏、秋葉哲生氏、木村豪雄氏、森由雄氏、森壽生氏、世良田和幸氏、小川勇氏。

中医学を指導していただいた中川秀美氏、下谷武志氏、菅沼栄氏、長瀬真彦氏、加島雅之氏。

韓医学を指導していただいた広田曄子氏。諸先生に感謝いたします。

さらに自閉症と漢方に関する飯田誠氏の著作本も参考にさせていただいた。

30年ほど前、駅ナカの出店で売られた、格安の新古本を手にした。それは山田光胤氏の一般向けの漢方の著作本であった。一週間夢中に読んだ記憶がある。身についた西洋医学とは違う新鮮なものを感じた。それ以来、和漢薬を独力で勉強し始めたのである。和漢薬に関する情報の総てが現代臨床に沿っているとは言いがたい、自分なりに取捨選択すべきこともある。いろいろな漢方流派が混ざりあい、結局、自己流に成ってしまっている。今ではそれでやむを得なかったと考えている。

栄養療法については、金了雅俊氏、溝口徹氏、鶴純明氏、内野英香氏の指導から得たものは、筆者の栄養療法の骨組みである。さらに生田哲氏、白澤卓二氏、平良茂氏、宮沢賢史氏、柳沢厚生氏、エイブラム・ホッファー氏、ウイリアム・デイビス氏、山嶋哲盛氏、ジェームズ・グリーンブラッド氏、定真理子氏、ジュリー・マシューズ氏、山田豊文氏、三石巌氏、上符正志氏、アンドルー・ワイル氏、ロバート・メンデルソン氏など多くの著作本などから治療に必要な知識を受けた。

抗加齢医学については米井嘉一氏、坪田一男氏、満尾正氏の講演から得た知識も多い。さらに食育のために玄米食の有用性などを養生家桜沢如一氏の著作本などを参考にさせていただいた。

出版にあたり、妻会田千代子に感謝します。会田クリニックの仕事の大半は彼女が関わり、診療も彼女と相談しながらすすめることも多かった。一般の保健医療に沿うことなく好きかってしたわがままを許してくれただけでなく、時として私にだめ出しをして、ミスから救ってくれたことも多かった。特に栄養、調理に関する知識は多く、この本は私と彼女の共同作業からできたものである。

最後になりますが、本書の出版に至るその細かなことに目配りされて、また語句の修正等が必要な原稿の校正をし、一冊の本に仕上げまとめてくださった青娥書房の関根文範氏に心より感謝申しあげます。

新型コロナウイルス感染症が世界を恐怖に陥れている。私は本書に書いてあることを守り免疫力を高めれば、被害を最小限にすることができると信じている。酒・たばこを止めて、砂糖・小麦を摂らない努力をして、白米を玄米に代える。肉・魚・野菜・卵は倍摂っていただきたい。栄養剤としてビタミンA・ビタミンB・鉄分・亜鉛・マグネシウムなどのミネラルの摂取を増やして、ビタミンC・ビタミンDは所要量の数倍を摂るようにおすすめしたい。さらにケース15とケース24で使用したオリーブ葉は、カンジタ菌や細菌ばかりでなく、各種ウイルスに治療効果があり、新型コロナにも効果があるだろうと期待している。

2020年新型コロナウイルスが猛威をふるう中で

会田　秀介

【主な参考資料】

分子栄養医学概論　上下巻　金子雅俊　分子栄養学研究所　２００１年
「うつ」は食べ物が原因だった！　溝口徹　青春出版社　２０１０年
小麦は食べるな　ウイリアム・デイビス著　白澤卓二訳　日本文芸社　２０１３年
「血糖値スパイク」が心の不調を引き起こす　溝口徹　青春出版社　２０１７年
砂糖をやめればうつにならない　生田哲　角川書店　２０１２年
発達障害を治す　大森隆史　幻冬舎　２０１４年
医学常識はウソだらけ　分子生物学が明かす生命の法則　三石巌　祥伝社　２０１４年
自閉症は漢方でよくなる！　飯田誠　講談社　２０１５年
食養人生読本　桜沢如一　日本ＣＩ協会　２０１４年
認知症が嫌なら油を変えよう！　山嶋哲盛　ダイナミックセラーズ出版　２０１４年
美肌になる栄養セラピー　定真理子　山本博意　マイナビ　２０１１年
糖質はいらない　白澤卓二　幻冬舎ルネッサンス　２０１４年
炭水化物が人類を滅ぼす　糖質制限からみた生命の科学　夏井睦　光文社　２０１３年
菜の花の沖　六巻　司馬遼太郎　文藝春秋　２０００年
子供の「困った」は食事でよくなる　溝口徹　青春出版社　２０１１年

アレルギーの9割は腸で治る！　藤田紘一郎　大和書房　２０１２年
心の病は食事で治す　生田哲　ＰＨＰ研究所　２０１２年
最強の栄養療法「オルソモレキュラー」入門　溝口徹　光文社　２０１８年
舌診のすべて　世良田和幸　別部智司　医師薬出版株式会社　２００５年
入門傷寒論　森由雄　南山堂　２００８年
漢方診療三十年　大塚敬節　創元社　２００１年
韓国伝統漢方　四象医学のすべて　広田曄子　旺史社　２０００年
精神医学の５７年　エイブラハム・ホッファー著　大沢博訳　論創社　２０１４年
漢方薬の考え方、使い方　加島雅之　中外医学社　２０１４年
東洋医学の教科書　平馬直樹　浅田要　辰巳洋　ナツメ社　２０１４年

会田 秀介（あいた しゅうすけ）
1950 年　福島県に生まれる
1976 年　昭和大学医学部卒業
1987 年　会田クリニック開院
著書に『医と石仏・庶民の治病信仰』（青娥書房）
横浜市在住　医師　医学博士
会田クリニック院長

現代人 飽食のなかの栄養失調
栄養と和漢薬で心身の病を治す 教育より食育を！

2020 年 10 月 25 日　第 1 刷発行

著　　者　**会田秀介**
発 行 者　**関根文範**
発 行 所　**青娥書房**
東京都千代田区神田神保町 2-10-27　〒 101-0051
TEL03-3264-2023　FAX03-3264-2024
印刷製本　**モリモト印刷**

ISBN978-4-7906-0376-4　C0077
＊定価はカバーに表示してあります